D1750600

Hans Förstl/Carola Kleinschmidt
Das Anti-Alzheimer-Buch

Das Anti-Alzheimer-Buch

Hans Förstl
Carola Kleinschmidt

Ängste, Fakten, Präventionsmöglichkeiten

Kösel

FSC Mix
Produktgruppe aus vorbildlich
bewirtschafteten Wäldern und
anderen kontrollierten Herkünften
Zert.-Nr. SGS-COC-1940
www.fsc.org
© 1996 Forest Stewardship Council

Verlagsgruppe Random House FSC-DEU-0100
Das für dieses Buch verwendete FSC-zertifizierte Papier
Munken Premium Cream liefert Arctic Paper Munkedals AB,
Schweden.

Copyright © 2009 Kösel-Verlag, München,
in der Verlagsgruppe Random House GmbH
Umschlag: fuchs_design, München
Umschlagmotiv: getty images/Osbourne
Druck und Bindung: GGP Media GmbH, Pößneck
Printed in Germany
ISBN 978-3-466-30814-9

Weitere Informationen zu diesem Buch und unserem
gesamten lieferbaren Programm finden Sie unter
www.koesel.de

Inhalt

Vorwort 7
Wie wollen Sie alt werden?

1 **Volkskrankheit Demenz?** 13
Wie Demenzen entstehen und warum sich die krankhafte Vergesslichkeit zum Gesundheitsthema Nummer eins entwickelt

Exkurs 41
»Bin ich nur vergesslich oder ist es schon Alzheimer?« Wann man unbedingt den Arzt konsultieren sollte

2 **So schützen Sie Ihr Gehirn** 51
Was das Gehirn zerstört und der Demenz den Weg bahnt – und was das Gehirn schützt

Exkurs 85
Wie der Arzt eine Demenz feststellen kann und warum eine frühe Diagnose von großem Vorteil ist

3 **So stärken Sie Ihr Gehirn** 93
Wie man sein Gehirn durch Aktivität und Interessen stärkt und gesund erhält

Exkurs 127
Gegen das Vergessen: Behandlungsmöglichkeiten von Demenzerkrankungen heute und in Zukunft

4 80 Jahre alt, lebensklug und fit? 141
Das Geheimnis der Menschen, die zufrieden
alt werden

Epilog: Gemeinsam besser alt werden . . 167
Warum das Phänomen Demenz uns alle angeht
und was eine Gesellschaft tun kann, damit mehr
Menschen zufrieden, gesund und in Würde alt
werden können

Zum Abschluss 179
5 Mythen über die Alzheimer-Erkrankung,
die Sie nicht länger glauben sollten

Anhang.	183
Danksagungen	183
Anmerkungen	184
Glossar	192
Empfehlenswerte Literatur	197
Hilfreiche Adressen und Internetlinks	200
Über die Autoren	201
Register	202

Vorwort

Wie wollen Sie alt werden?

Wie stellen Sie sich Ihr Leben im Alter vor? Gar nicht? Dann tun Sie es jetzt. Machen Sie kurz die Augen zu und denken Sie sich 20 Jahre, 30 Jahre, 40 Jahre in die Zukunft. Was sehen Sie? Sehen Sie sich als Weltreisenden? Mit 70 im Wohnmobil durch Neuseeland, Asien, Amerika? Oder sehen Sie sich eher als Seniorstudent an der Universität oder in einem Kurs an der Volkshochschule? Vielleicht sehen Sie sich auch das tun, was Sie heute tun, nur in einem anderen Kontext. Die pensionierte Ärztin bringt ihr Wissen als Entwicklungshelferin im Ausland an. Der Mechaniker in Rente zeigt Jugendlichen ehrenamtlich, wie man sein Fahrrad repariert. Vielleicht sind Sie auch selbstständig und können sich ein Ende des Erwerbslebens sowieso nicht vorstellen. Vielleicht ist Ihre Vision vom Alter aber auch geprägt von der Vorstellung, endlich Zeit für Ihre persönlichen Interessen zu haben, oder von der Idee, im Kreise von Menschen, die Sie mögen, alt zu werden. Ganz unaufgeregt und wenig abenteuerlich, dafür zufrieden und möglichst gesund.

Nie waren die Lebensentwürfe der Menschen für ihre Lebenszeit ab 60 so vielfältig wie heute. Noch vor 20 Jahren hoffte man vor allem, nach der Rente noch einige Jahre bei guter Gesundheit genießen zu können. Man fühlte sich nach dem Erwerbsleben wirklich reif für Ruhe. Heute ist der Großteil der 60- und 70-Jährigen fast so fit wie die 50-Jährigen. Und diese »jungen Alten« machen dementsprechend Zukunftspläne, die denen der 40-Jährigen in nichts nachstehen. Es gibt Senior-Existenzgründer. Ältere Menschen reisen um die Welt oder ziehen ins Ausland. Sie heiraten noch einmal, gründen eine Wohngemeinschaft, lernen ein Instrument oder Theater zu spielen. Die Hoffnung auf ein abwechslungsreiches und anregendes Leben jenseits des Rentenalters ist heute also durchaus realistisch.

Über all diesen positiven Aussichten schwebt jedoch die diffuse Angst, im Alter eben doch nicht so fit zu sein, wie man sich das wünscht. Über 60 Prozent der Deutschen über 14 Jahre fürchten sich davor, dass sie im Alter gebrechlich, pflegebedürftig und vor allem geistig eingeschränkt sein werden. Die Horrorvorstellung: Man kann sich im Alter nicht mehr ohne fremde Hilfe waschen oder zur Toilette gehen.[1]

Hinter der diffusen Angst verbirgt sich dabei letztlich die ganz konkrete Furcht vor einem konkreten Problem: Demenz – der weitaus häufigste Grund für Pflegebedürftigkeit im Alter. Etwa drei Millionen ältere Menschen leiden derzeit in Deutschland an gravierenden Gedächtnisproblemen. Eine Million dieser Menschen ist geistig so geschwächt, dass sie ihr Leben nicht mehr alleine meistern können, Hilfe und Pflege benötigen – bei schwerer Demenz sogar rund um die Uhr, im Heim oder zu Hause. Die meisten erhalten die Diagnose Alzheimer-Demenz, aber auch Durchblutungsstörungen im Gehirn und Depressionen können dazu führen, dass das Gehirn seine Leistungsfähigkeit verliert,

Betroffene erst vergesslich werden, dann zunehmend orientierungslos und schließlich dement.

Schon ab dem sechzigsten Lebensjahr bemerkt fast die Hälfte aller Menschen, dass ihr Gedächtnis nicht mehr so gut funktioniert wie in jungen Jahren. Man kann sich schlechter konzentrieren, das räumliche Vorstellungsvermögen lässt nach und man hat subjektiv das Gefühl, dass der Geist einfach langsamer arbeitet, man öfter als früher den Schlüssel verlegt oder vergisst, was man aus der Küche holen wollte. »Leichte kognitive Beeinträchtigung« nennen Mediziner diesen Zustand, der vielleicht ein wenig nervt, aber ab einem gewissen Alter eher die Regel als die Ausnahme darstellt. Und mit jedem Jahrzehnt, das wir erleben, wird es wahrscheinlicher, dass die Gedächtnisprobleme zunehmen. Die Wahrscheinlichkeit, an einer Demenz zu erkranken, steigt mit dem Alter.

Das heißt: Es ist durchaus berechtigt, dass wir uns auf ein schönes Leben im Alter freuen, aber ein gewisser Respekt vor den kleineren und großen geistigen Einschränkungen, die jenseits der 60 auftreten können, ist mindestens ebenso berechtigt.

Lange Zeit dachte man, es sei einfach Glück oder Pech, ob man bei guter geistiger Gesundheit altert oder im Alter sehr vergesslich oder sogar dement wird. Und bis heute kann man das große Vergessen nicht heilen und einmal zerstörte Hirnfunktionen nicht wieder aktivieren. Aber inzwischen weiß man einiges darüber, wie man das Gehirn gesund und fit halten und seine Widerstandskraft gegen die Abbauprozesse des Alterns erhöhen kann – und so einer Demenz vorbeugt.

Dabei wollen wir mit unserem Buch nicht auf die Welle des Jugendwahns aufspringen. Unser Bild von einem gelungenen Alter ist nicht, dass alle bis zum Lebensende fit wie 20-Jährige sein sollten. Dass Körper und Geist im Alter Abnutzungserscheinungen zeigen, damit muss man – statistisch gesehen – rechnen. Ein gesundes Gehirn meint für uns nicht ein Hochleistungsgehirn, sondern ein Gehirn, das leistungsfähig genug ist, um uns Orientierung in der Welt und ein selbstbestimmtes Leben zu ermöglichen.

Wir wollen auch nicht in Frage stellen, dass es genetische Veranlagungen und chronische Erkrankungen gibt, die eine Demenz so sehr begünstigen, dass der Einzelne trotz gesunder Lebensweise einem stark erhöhten Risiko ausgesetzt ist.

Uns geht es vielmehr darum, im Rahmen des Möglichen zu zeigen, was viele Menschen nicht wissen: Wir können sehr viel tun, um unser Gehirn in Form zu halten. Denn letztlich ist es mit dem Gehirn nicht anders als mit unserem Körper:

Wie wir alt werden, ist eine Folge unseres gesamten Lebens. Menschen, die mit 40 in Bewegung sind, werden mit einiger Wahrscheinlichkeit auch im späteren Lebensalter noch gut auf den Beinen sein. Und Menschen, die ihr Gehirn im jungen und mittleren Lebensalter pflegen, sorgen damit auch für den gesunden Geist im Alter vor.

Wir haben dieses Buch im Team als Arzt und Journalistin geschrieben – in der Hoffnung, dass sich so fundiertes Wissen und ein angenehmer Lesefluss ergänzen. Wir freuen uns, wenn Sie auf den folgenden Seiten Anregungen finden, wie Sie ganz persönlich Ihr Gehirn pflegen und schützen können – in jedem Alter. Und wir freuen uns besonders, wenn die eine oder andere Information auch Ihre gesellschaftliche Meinung zu diesem komplexen Thema bereichert.

Im ersten Kapitel erfahren Sie, was eine Demenz ist und was im Gehirn vor sich geht, wenn die geistige Leistungskraft aufgrund der Alzheimer-Erkrankung nachlässt. Und Sie erfahren, dass eine Demenz zumeist keine plötzliche Erkrankung ist, sondern sich über 30 und mehr Jahre entwickelt – und insofern viel Zeit für präventive Maßnahmen bleibt.

Im zweiten Kapitel haben wir für Sie zusammengestellt, was dem Gehirn schadet – und so den geistigen Abbau im Alter vorantreibt. Dieses Kapitel zeigt auch, wie Sie Ihr Gehirn mit Ihrer Lebensweise in jedem Alter optimal unterstützen können. Wir erklären, warum spazieren gehen und soziale Kontakte gesund für das Gehirn sind und warum Sie sich schleunigst einen Fahrrad- und Skihelm kaufen sollten.

Im dritten Kapitel berichten wir über aktuelle Studien, die darauf hinweisen, dass man sein Gehirn durch geistige Tätigkeiten mehr stärken kann, als man bisher annahm. Neue Vernetzungen, Zellwachstum – all das ist bis ins hohe Alter möglich und schafft eine so genannte Reservekapazität, die das Gehirn in gewissem Umfang vor einem Leistungsabbau schützen kann.

Im vierten Kapitel erfahren Sie etwas über das Geheimnis der Menschen, die zufrieden alt werden – trotz aller Einschränkungen und Schwierigkeiten, die das Alter mit sich bringen kann.

Im Epilog wagen wir zum Abschluss einen Ausblick auf unsere Gesellschaft: Was bedeuten die Ergebnisse aus der Alzheimer-Forschung für die Präventionsmöglichkeiten des Einzelnen? Welche gesellschaftlichen Veränderungen könnten zur Vorbeugung von Demenzen im Alter beitragen? Was müsste im allgemeinen Umgang mit alten Menschen anders werden, damit wir auch in den Lebensjahren jenseits der 70 noch einen angemessenen Platz in unserer Gesellschaft finden, die wir ja als junge Menschen maßgeblich mit aufgebaut und getragen haben – ganz gleich wie geistig fit oder eingeschränkt wir sind?

Hier haben wir für alle Neugierigen und Ungeduldigen auch die drei klassischen Leitsätze für den gesunden Geist zusammengestellt – wissenschaftlich geprüft und als wirksam befunden.

In drei Exkursen erfahren Sie außerdem, bei welchen Warnzeichen man unbedingt den Arzt aufsuchen sollte, wie eine fundierte Diagnose der Alzheimer-Erkrankung aussieht und welche therapeutischen Möglichkeiten es heute gibt und in Zukunft vielleicht geben wird.

1
Volkskrankheit Demenz?

Wie Demenzen entstehen
und warum sich die krankhafte
Vergesslichkeit zum Gesundheitsthema Nummer eins entwickelt

»Ich habe mich sozusagen selbst verloren.«
Auguste Deter, 51 Jahre, im Jahr 1901 bei ihrem Aufnahme-
gespräch als Patientin bei dem Nervenarzt Alois Alzheimer

Demenz (lat.: dementia) heißt übersetzt so viel wie »ohne Verstand«. Damit beschreibt der Begriff Demenz im Wortsinn vor allem das Endstadium einer demenziellen Erkrankung. Vielen von uns ist ein vages Bild davon vor allem aus den Medien geläufig: alte Menschen, die ihren Alltag nicht mehr selbst bewältigen können, die nicht mehr wissen, wo sie sind, ihre eigenen Kinder nicht mehr erkennen, hilflos im Altenheim herumirren und kaum noch selbst essen können.

Die meisten dementen Patienten leiden unter »Alzheimer«: Die Nervenzellschädigung, also der sogenannte »neurodegenerative« Prozess bei der Alzheimer-Krankheit, ist die wichtigste Ursache der Demenz bei älteren Menschen.

Über Jahre hinweg verlieren die Betroffenen ihre geistigen Fähigkeiten – vor allem ihre Gedächtnisfähigkeiten. Zuerst ist ihr Erinnerungsvermögen an kürzlich Erlebtes beeinträchtigt, später werden die Gedächtnisstörungen so stark, dass der Alltag immer schlechter alleine bewältigt werden kann.

Grund für den Verlust der geistigen Leistungsfähigkeit sind dabei bei jeder Demenz Veränderungen auf der Ebene der Nervenzellen oder Blutgefäße im Gehirn, die zu einer nachhaltigen Einschränkung der Hirnfunktion führen. Bei der Alzheimer-Erkrankung spielen schädliche Eiweiße, die sich über Jahrzehnte im Gehirn der Betroffenen ablagern und es irreversibel schädigen, eine wichtige Rolle.

Derzeit leben etwa eine Million Menschen in Deutschland, die aufgrund einer mittelschweren bis schweren Demenz so große Unterstützung im alltäglichen Leben benötigen, dass sie intensiv betreut werden müssen. Bei mindestens 70 Prozent der Betroffenen gilt die Alzheimer-Krankheit als die Hauptursache für die gravierenden Gedächtnisstörungen.

600.000 Menschen mit Demenzerkrankungen werden zu Hause von ihren Angehörigen und von Pflegediensten versorgt. Etwa 400.000 der Betroffenen leben in Pflegeheimen. Damit sind rund 60 Prozent aller Heimbewohner Menschen mit Demenzen – ungleich viel mehr als noch vor einigen Jahren.[2] Und die Zahl der Menschen mit Demenz steigt. Derzeit entwickeln jährlich etwa 250.000 Menschen eine Demenz; wenn man auch sehr leichte Formen dazurechnet, sind es sogar 300.000.[3]

Keine neue Erkrankung

Schon gilt die Demenz als neue Epidemie und man vergisst darüber fast, dass es sie schon immer gab. Demenzen sind keine modernen Erkrankungen – selbst wenn durch die steigende Lebenserwartung mehr Menschen mit der Manifestation einer Demenz rechnen müssen. Der ägyptische Wesir Ptahhotep beschrieb 2400 v. Chr. das Alter folgendermaßen: »Kindliche Schwäche zeigt sich erneut. Wer ihretwegen tagein, tagaus dahindöst, ist infantil ... der Mund ist schweigsam, er kann nicht mehr reden. Das Herz [nach altägyptischer Vorstellung der Sitz des Geistes] lässt nach. Es kann sich nicht mehr an das Gestern erinnern.« Aristoteles ebenso wie der Komödiendichter Terenz betrachteten das Alter als natürliche Krankheit (»Senectus ipsa morbus est«). Auch Cicero beschrieb in »Cato maior« das Nachlassen der Geisteskräfte im hohen Alter, vor allem das Nachlassen des Gedächtnisses.

Wir haben es also nicht mit einer neuen Erkrankung zu tun, sondern vielmehr mit neuen Lebensumständen, die es heute wahrscheinlicher machen, dass Menschen an einer

Demenz erkranken. Denn Studien zeigen, dass das Alter der größte Risikofaktor für eine Alzheimer-Demenz ist. Nur etwa 20.000 Menschen leiden derzeit in Deutschland an einer »präsenilen« Form der Alzheimer-Demenz und erkrankten schon mit 50 Jahren oder jünger. Der Grund für diese früh entstehenden Demenzen kann zum Teil auf genetische Ursachen zurückgeführt werden. Daneben gibt es eine Reihe anderer Faktoren, die zu einer frühen und schwerwiegenden Gehirnschädigung mit der Folge einer Demenz führen können: Hirnverletzungen, Entzündungen, Vergiftungen und viele andere.

Ab dem fünfundsechzigsten Lebensjahr kommen demenzielle Erkrankungen schon häufiger vor. Unter den Deutschen im Alter zwischen 65 bis 69 leidet etwa ein Prozent an einer so starken Beeinträchtigung der Gehirnleistung, dass sie die Kriterien einer demenziellen Erkrankung erfüllen. Bei Menschen zwischen 70 und 74 sind es etwa drei Prozent. Bei den 75- bis 79-Jährigen steigt der Anteil dann ziemlich rasant auf sechs Prozent und bei den 80- bis 84-Jährigen auf rund 13 Prozent. Unter den Menschen zwischen 85 und 90 leiden fast 25 Prozent an einer Demenzerkrankung. Bei den über 90-Jährigen sind es etwa 35 Prozent.

Mit 140.000 Neuerkrankungen pro Jahr stellt die Gruppe der über 80-Jährigen weit über die Hälfte der Menschen, die jährlich an einer Demenz erkranken.[4] Und wenn man in die Wahrscheinlichkeit, an einer Demenz zu erkranken, auch die Menschen einbezieht, die schon in jüngeren Jahren aus anderen Gründen verstorben sind, ergibt sich, dass etwa 90 Prozent der Menschen eine Demenz erleben würden, wenn sie das hundertste Lebensjahr erreichen würden.

*Heute: Eine Million Deutsche mit Demenz
In 40 Jahren: 2,3 Millionen?*

Dabei wird es von Jahr zu Jahr wahrscheinlicher, dass Menschen ein hohes Alter erreichen. Die durchschnittliche Lebenserwartung liegt heute in Deutschland bereits bei 76,6 Jahren für Männer und 82,1 Jahren für Frauen (für Österreich sind die Zahlen fast identisch, für die Schweiz mit 77,9 und 83,7 Jahren sogar noch höher). Und mit jedem gelebten Jahr steigt die persönliche Lebenserwartung:

Männer, die das sechzigste Lebensjahr erreicht haben, können laut Statistischem Bundesamt damit rechnen, dass sie noch 20,6 weitere Jahre leben werden, also über 80 Jahre alt werden. Frauen über 60 dürfen sogar mit 24,5 weiteren Lebensjahren rechnen. Und der Trend setzt sich fort: Die 100-Jährigen sind die weltweit am stärksten wachsende Bevölkerungsgruppe. Dementsprechend lauten die Prognosen für die nächsten Jahrzehnte: Gibt es heute drei Millionen über 80-Jährige in Deutschland, so sollen es im Jahr 2020 fünf Millionen sein, im Jahr 2050 vermutlich acht Millionen – also mehr als doppelt so viele wie heute.

Demenz: Teuerste Erkrankung im Alter

Vielleicht denken Sie bei diesen Zahlen mit einem etwas mulmigen Gefühl an Ihr eigenes Altwerden. Man möchte verständlicherweise am liebsten gesund und unabhängig alt werden. Dass man nicht immer kerngesund bleiben wird, liegt noch im Rahmen des Vorstellbaren. Eine helfende Hand, einige Medikamente können viele Menschen gut akzeptieren. Ein wenig Unterstützung passt zu unserem Selbstbild als älterer Mensch. Aber geistiger Verfall? Das ist in unserer Gesellschaft, in der das selbstbestimmte unabhängige Leben über allem steht, die denkbar schlechteste Aussicht.

Vielleicht denken Sie bei den Zahlen auch eher an die gesellschaftliche Relevanz der Demenz. Schließlich sind Demenzen die wichtigste Ursache für Pflegebedürftigkeit und die Unterbringung in einem Pflegeheim, hat der Epidemiologe Horst Bickel berechnet. Viele Betroffene werden zwar über lange Zeit zu Hause betreut. Am Ende der Erkrankung ist aufgrund der Schwere der Demenz aber bei den meisten Betroffenen die Verlegung in ein Pflegeheim notwendig. Rund zwei Drittel der Pflegeheimbewohner in Deutschland leiden an einer Demenz. Und meist sind Menschen mit einer Demenz über Monate und Jahre auf Pflege durch Verwandte oder im Pflegeheim angewiesen. Ein Monat im Pflegeheim mit der höchsten Pflegestufe kostet dabei derzeit etwa 2770 Euro.[5] Die Pflege zu Hause ist auf den ersten Blick natürlich günstiger – aber nur, weil die Angehörigen ihre Arbeitszeit kostenfrei einbringen. Damit sind Demenzen die teuerste Erkrankung im höheren Lebensalter. Es bleibt die Frage: Wer soll das bezahlen? Und vielleicht kommt Ihnen sogar die Frage in den Sinn: Wer wird mich einmal pflegen? Wird sich überhaupt jemand gut um mich kümmern, wenn ich in die Situation komme?

Was ist das eigentlich für eine Erkrankung, die alten Menschen den Verstand nimmt und die Erinnerungen raubt? Was genau passiert da im Gehirn und warum? Und: Kann man das nicht verhindern?

Das Wesen des Vergessens

Würde man einem Menschen, der die ersten Anzeichen einer Alzheimer-Demenz zeigt, also beispielsweise auffällig vergesslich wird, in das Gehirn schauen, dann könnte man sehen, dass schwindende Nervenzellen der Grund für das seltsame Verhalten sind.

Man würde feststellen, dass der Hippocampus der Person seltsam geschrumpft ist. Der Hippocampus ist eine Hirnstruktur im inneren Teil des Schläfenlappens. Mit seiner nach innen gerollten Form erinnert der Hippocampus im Querschnitt ein wenig an ein Seepferdchen – daher sein Name. Je ein Hippocampus schmiegt sich rechts und links an die Unterseite des Gehirns. Das Nervengeflecht ist ein Teil des limbischen Systems und eine der ältesten Strukturen am Übergang von Hirnstamm zu Großhirn. Vor allem für das Gedächtnis spielt der Hippocampus als »Schaltzentrale« eine wichtige Rolle.

In diesem Nervengeflecht fließen die Informationen verschiedener sensorischer Systeme zusammen. Wenn wir etwas sehen, hören, schmecken oder fühlen – in den ersten Millisekunden der Wahrnehmung kommen Informationen über das Erlebte im Hippocampus an. Hier werden die Informationen sortiert, mit Erinnerungen und Gefühlen verknüpft und dann mit anderen Hirnarealen verbunden, um im Langzeitgedächtnis verankert zu werden.

Mit Hilfe des Hippocampus wird die Erinnerung im Gehirn festgeschrieben, eine Gedächtnisfährte ist gelegt. Das kann man ganz wortwörtlich verstehen, denn mit jeder Erinnerung werden tatsächlich neue Synapsen und Verknüpfungen zwischen Nervenzellen gebildet. Jede Erfahrung, jeder Lernvorgang verändert die Architektur des Gehirns. Bestimmte Arten des Lernens sind auf den Hippocampus angewiesen. Wird der Hippocampus stark beschädigt, kann sich der Betroffene nichts Neues mehr merken.

Menschen, deren Hippocampi entfernt oder zerstört wurden, können deshalb keine neuen Erinnerungen formen, wie im berühmten Falle des Patienten, der nur mit seinen Initialen H.M. in die Medizingeschichte einging. Mitte des letzten Jahrhunderts hatte man dem Mann in einem chirurgischen Eingriff den Hippocampus entfernt, in der Hoffnung, damit seine häufigen epileptischen Anfälle kurieren zu können. Tatsächlich hatte H.M. nach der Operation sehr viel seltener epileptische Anfälle. Und es ging ihm auch leidlich gut. Er konnte sich normal unterhalten und sogar Denkaufgaben lösen. Was er allerdings nicht mehr konnte, war, sich neue Erinnerungen einzuprägen. Er konnte sich schon wenige Minuten, nachdem er etwas erlebt hatte, nicht mehr daran erinnern. Er wusste nie, was er zu Mittag gegessen hatte, wo er vor einer Stunde gewesen war oder ob er die Person, die vor ihm saß, zum ersten oder zehnten Mal traf. Sein Gehirn hatte die Fähigkeit weitgehend verloren, neue Erinnerungen genau zu speichern.

Im Anfangsstadium einer Demenz liegt die Lernfähigkeit noch lange nicht bei Null. Viele Studien zeigen jedoch, dass das Schrumpfen des Hippocampus ein typisches Anzeichen einer beginnenden Alzheimer-Demenz ist. Und die direkten Folgen dieser Veränderungen im Gehirn sind die typischen frühen Anzeichen für die Erkrankung: Das Neugedächtnis ist beeinträchtigt. Unterhaltungen und Ereignisse, die nur wenige Stunden zurückliegen, werden vergessen. Es fällt den Betroffenen schwer, bei einem Gespräch dem roten Faden zu folgen und sich Termine zu merken. Über Erlebnisse, die schon lange zurückliegen, können sie dagegen meist gut und flüssig erzählen: von ihrer Zeit im Beruf, von früheren Urlaubs- oder Geschäftsreisen. Wenn Menschen mit Gedächtnisproblemen in eine sogenannte Gedächtnissprechstunde kommen und sich bei der anschließenden Untersuchung des Gehirns mit der Magnet-Resonanz-Tomographie (MRT) zeigt, dass der Hippocampus unterdurchschnittlich klein ist, liegt die Diagnose Alzheimer-Demenz nahe.

Die biologischen Grundlagen der Demenz

Wesentlicher Grund für das Schrumpfen des Hippocampus und für das Absterben von immer mehr Nervenzellen im Verlauf einer Alzheimer-Erkrankung ist dabei nach heutigem Wissensstand ein schädliches Eiweiß: Beta-Amyloid-42.[6] Die 42 bezeichnet dabei die Anzahl der Aminosäuren, aus denen das Eiweiß aufgebaut ist. Beta-Amyloid-42 entsteht, wenn das Amyloid-Vorläufer-Eiweiß (APP) abgebaut wird. APP ist unter anderem für Lernvorgänge wichtig.

Wie alle Eiweiße ist auch das APP in einen ständigen Stoffkreislauf eingebunden und wird ständig auf- und abgebaut. Für den Abbau des Proteins sind spezielle Enzyme, »Schneide-Eiweiße«, zuständig, die das große Protein APP, das aus 695 Aminosäuren besteht, in viele kleine Proteine zerlegen. Genau an dieser Stelle gibt es zwei Möglichkeiten: Es gibt Enzyme, die das APP so zerlegen, dass Abschnitte entstehen, die keine schädliche Wirkung auf das Gehirn entfalten und vom Körper abgebaut oder an anderer Stelle wiederverwendet werden können. Das perfekte Recycling. Aber es kommt auch vor, dass ein anderes Enzym die Abfallbeseitigung übernimmt und das APP so zerschneidet, dass unter anderem auch Beta-Amyloid-42 entsteht.

Beta-Amyloid-42 ist nun aufgrund seiner chemischen Struktur leider ein Eiweiß, das für den Körper nur sehr schwer zu entsorgen ist. Außerdem ist es für die Nervenzelle extrem giftig. Ansammlungen von Beta-Amyloid-42 in der Zelle zerstören die lebenswichtigen Organellen der Zelle. Die Nervenzelle wird schwach.

Nicht genug damit: Offensichtlich verursachen die Beta-Amyloid-42-Moleküle in der Nervenzelle auch noch oxidativen Stress mit einer gesteigerten Freisetzung von aggressiven Sauerstoff-Radikalen. Eine Kaskade der Zerstörung entsteht. Oxidativer Stress wird dabei heute als einer der Hauptgründe für das Altern all unserer Körperzellen diskutiert und ist in gewissem Umfang ein normales Phänomen. Wir altern, weil wir leben. Insofern kann man sagen: Beta-Amyloid-42 führt unter anderem dazu, dass die Nervenzellen beschleunigt altern und absterben.

Und nicht nur in der Zelle wirkt das Beta-Amyloid-42 giftig. Sobald es aus der Zelle hinaustransportiert wird, lagern sich mehrere Moleküle zusammen und richten weiteren Schaden an.

Im Inneren der Nervenzelle verklebt gleichzeitig ein Transportprotein, Tau, und bildet fädige Strukturen, sogenannte Neurofibrillen. Der lebenswichtige Transport von Stoffen in der Zelle kommt zum Erliegen. Die Nervenzelle verliert aufgrund dieser Veränderungen nach und nach ihre Fähigkeit, mit anderen Zellen in Kontakt zu treten und Informationen zu übermitteln. Ihre Kontaktstellen, die Synapsen, verkümmern. Die Zellen liegen isoliert im Zellverband. Nach einiger Zeit sterben sie ab, das Nervengewebe schrumpft – so wie man es im Hippocampus schon zu Beginn der Erkrankung von Patienten mit Alzheimer-Demenz beobachten kann.

Über viele Jahre sammelt sich immer mehr Beta-Amyloid-42 zwischen den Nervenzellen an. Die einzelnen Moleküle und kleinen Proteinansammlungen verkleben zu größeren Klumpen, den sogenannten Plaques. Früher dachte man, dass gerade diese Plaques giftig für die Nervenzellen seien und den großen Schaden anrichten. Heute denkt man, dass die Plaques eher anzeigen, dass der Schaden längst geschehen ist, die Nervenzellen in den Gehirnregionen mit Plaques bereits stark geschädigt sind. Man hat die Plaques und Neurofibrillen deshalb auch als »Grabsteine« betrachtet, die markieren, wo das Nervenzellsterben stattgefunden hat. Bei fast allen alten Menschen fänden sich bei einer Gehirnuntersuchung nach dem Tod Plaques und Neurofibrillen.

Die Neurofibrillen und Plaques als Zeichen der Nervenzellzerstörung sind dabei nicht gleichmäßig über das ganze Gehirn verteilt. Im frühen Stadium der Alzheimer-Krankheit findet man sie vor allem in der Hippocampus-Region, vor allem in der sogenannte entorhinalen Rinde – also in den Regionen in unserem Gehirn, die besonders wichtig für Lernprozesse und Erinnerung sind. In späteren Stadien kennzeichnen die Plaques auch den Tod von auffällig vielen Nervenzellen im Parietallappen, dem Scheitellappen, der vor allem Informationen von unseren Sinnen empfängt – und mitentscheidet, worauf wir unsere Aufmerksamkeit lenken müssen. Auch im Frontallappen finden sich im späteren Stadium einer Alzheimer-Demenz Plaques, wenn auch weniger als in den anderen beiden Hirnregionen. Der Frontallappen ist die Region des Gehirns, die darüber entscheidet, welches Verhalten wir angesichts der eigenen Ziele und der äußeren Umstände zeigen.

(Eine Kurzübersicht über die verschiedenen Demenzformen und die Neuropathologie der Alzheimer-Demenz finden Sie auch im Glossar ab Seite 192.)

Die Stadien der Alzheimer-Krankheit

Allerdings kann man die Symptome, die ein Mensch mit Alzheimer-Erkrankung entwickelt, nicht eins zu eins mit den Veränderungen im Gehirn in Zusammenhang bringen. Auch verläuft die Erkrankung bei jedem Menschen ein wenig anders. Dementsprechend recht willkürlich wird das Fortschreiten der Demenz anhand der Symptome in drei Stadien eingeteilt, nämlich leicht, mittelschwer und schwer.

Das frühe Demenz-Stadium zeichnet sich vor allem durch die Einschränkung der Merkfähigkeit aus. Regelmäßig vergessen die Betroffenen Namen oder Verabredungen, Gelesenes oder Erzähltes. Das Zurechtkommen im Alltag wird schwieriger. Die Alltagskompetenz ist vermindert. Komplexe Aufgaben, zum Beispiel das Ausfüllen einer Steuererklärung, bereiten den Betroffenen plötzlich unüberwindbare Schwierigkeiten. Auch Wortfindungsstörungen treten auf. Der Wortschatz ist eingeschränkt, die Möglichkeit, sich auszudrücken, wird unpräziser. Häufig retten sich die Betroffenen in einfachere Redewendungen und benutzen einfach nur noch die Wörter, die sie gut parat haben. Für Außenstehende fallen die Sprachschwierigkeiten meist gar nicht auf. Das Altgedächtnis verliert auch schon in diesem frühen Stadium der Demenz an Detailschärfe. Unsicherheiten bei der zeitlichen Einordnung von Ereignissen treten auf. Erste Zeichen einer räumlichen Orientierungsstörung sind Fehler beim Abzeichnen von geometrischen Figuren, zum Beispiel im Rahmen eines kognitiven Tests. Statt der zwei Quadrate, die der Proband angesehen hat und nachzeichnen soll, zeichnet er beispielsweise eine irgendwie eckige Linie. Aufgrund der Unsicherheiten beim Einschätzen räumlicher Verhältnisse kann es zu Problemen beim Autofahren kommen. Mitunter bemerken die Betroffenen die Schwierigkeiten, ehe die Umwelt sie bemerkt. Meist werden sie jedoch falsch interpretiert – und führen zu einem allgemeinen Missbefinden, Reizbarkeit und auch depressiven Verstimmungen. Viele Menschen ziehen sich deshalb in diesem Stadium auch sozial zurück. Die Angehörigen sehen darin oft eine gewisse Eigensinnigkeit oder vermuten irgendwelche anderen Ursachen.

Das mittlere Demenz-Stadium entwickelt sich im Durchschnitt drei Jahre nach der Diagnose und zeichnet sich dadurch aus, dass das Neugedächtnis stark beeinträchtigt ist.[7] Soeben Gelerntes wird rasch wieder vergessen. Auch das

Altgedächtnis wird unschärfer. Ereignisse aus der Jugend und aus dem mittleren Erwachsenenalter sind jedoch noch präsent. Die Betroffenen wirken, als lebten sie in der Vergangenheit. Häufig können sie ihre aktuelle Lebenssituation nicht mehr erfassen und begreifen. Die Orientierung geht verloren. Situationen werden deshalb häufig fehlgedeutet: Weil man sich seine Umgebung nicht erklären kann, wird sie als bedrohlich gedeutet. Weil man ein Schmuckstück vermisst, wird Diebstahl vermutet. Die Tochter wird als Schulfreundin »wiedererkannt«. Das Sprachverständnis nimmt ab. Die Betroffenen können Gelesenes nur noch teilweise erfassen. Die Sprache wird umständlich, weil die Bezeichnungen fehlen. Häufig ersetzen immer mehr Floskeln die präzise Sprache. Auch alltägliche Handlungsabläufe können immer schlechter koordiniert und ausgeführt werden. Das Anziehen oder das Bedienen der Kaffeemaschine bereitet Schwierigkeiten. Selbstständige Einkäufe oder die Auswahl der richtigen Kleidung für einen feierlichen Anlass sind nicht mehr ohne Hilfe möglich. Manchmal werden auch vertraute Personen aufgrund von Sehstörungen nicht mehr erkannt. Die Betroffenen finden sich in ihrer Wohnung nicht mehr zurecht. Auch in vertrauter Umgebung verlaufen sie sich. Man kann sich leicht vorstellen, dass an dieser Stelle für den Betroffenen und seine Familie ein großer Umbruch stattfindet.

Im späten Demenz-Stadium sind sämtliche kognitiven Leistungen betroffen. Bei einer Alzheimer-Demenz tritt dieses Stadium im Durchschnitt sechs Jahre nach der Diagnose ein. Das Sprachvermögen ist stark eingeschränkt. Das Sprachverständnis schwindet. Die Patienten benötigen bei alltäglichen Verrichtungen meist fremde Hilfe, beim Anziehen, beim Waschen usw. Sehr viele Betroffene wechseln in diesem Stadium der Erkrankung von der häuslichen Pflege in ein Heim. Die Angehörigen schaffen es einfach nicht mehr, die Rund-um-die-Uhr-Versorgung zu leisten.

Häufig wird angesichts all dieser Abbauprozesse jedoch übersehen, dass die Gefühlswelt von Menschen mit einer Alzheimer-Demenz im Gegensatz zu Gedächtnis, Sprache und später auch Motorik relativ wenig betroffen ist. Nonverbal kann man sehr wohl noch einen Zugang zu den Patienten aufbauen. Auch die Grundmerkmale der Persönlichkeit bleiben häufig trotz aller Einschränkungen und Veränderungen erhalten. Auch andere Bereiche, die für die Grundfunktionen des Gehirns zuständig sind, wie Sehen, Hören, Berührungs- und Schmerzwahrnehmung und auch die Gehirnbereiche, die für Bewegung wichtig sind, bleiben lange Zeit gut erhalten. Menschen mit einer Alzheimer-Erkrankung sind deshalb sehr abhängig von einem wertschätzenden, liebevollen Umgang. Auch Musik – vorausgesetzt es ist die Musik, die sie mögen und die angenehme Gefühle anspricht – erreicht sie häufig noch sehr lange und wirkt wohltuend. Die Gefühlswelt ist der Faden zur normalen Welt, der am längsten hält.

Die Gehirne von verstorbenen Patienten mit Alzheimer-Demenz zeigen den fatalen Verlust von Synapsen und Nervenzellen besonders deutlich. Plaques und Neurofibrillen sind meist dicht gepackt. Das Hirngewicht kann weit unter dem eines gesunden Gehirns liegen.

Von der leichten bis zur schweren Form der Demenz vergehen in der Regel viele Jahre. Und gerade weil Demenzen in der Regel erst sehr spät im Leben auftreten, erleben viele Betroffene das letzte Demenz-Stadium nicht. Aber auch eine leichte Demenz und erst recht die schweren Formen können die Menschen, ihre Angehörigen und auch das Pflegepersonal vor große Herausforderungen stellen.

Wo ist der Anfang?

Bis heute ist die Alzheimer-Demenz nicht heilbar. Nervengewebe, das zerstört ist, ist unwiederbringlich kaputt. Und man hat auch noch kein Medikament gefunden, das das Voranschreiten der Erkrankung nachhaltig stoppen könnte (siehe dazu Exkurs »Behandlungsmöglichkeiten heute und in Zukunft«, Seite 127). Und in den nächsten zehn Jahren ist nicht damit zu rechnen, dass sich daran grundsätzlich etwas ändern wird. Denn sogar, wenn Wirkstoffe in Zellkulturen oder Tierversuchen vielversprechende Wirkung zeigen sollten, so dauert es doch viele Jahre, bis aus solchen Studien ein Medikament für Menschen entwickelt werden kann. Das zeigten zuletzt die großen Versuche mit einer Alzheimer-Impfung. Die Fachwelt war euphorisch, aber im Stadium des klinischen Tests musste die Studie zunächst abgebrochen werden, weil einige der behandelten Patienten mit einer Hirnentzündung auf den Impfstoff reagierten.

Auch aus diesem Grund konzentriert sich eine ganze Reihe von Wissenschaftlern derzeit auf die Frage: Wie erfolgreich lassen sich Demenzen durch Prävention verhindern? Oder wie kann man die Erkrankung so früh wie möglich erkennen? Denn gerade im frühen Stadium kann man derzeit den Verlauf günstig beeinflussen und die Symptome der Demenz, die Vergesslichkeit und den Verlust der Selbstständigkeit, um einige Zeit, im besten Fall um mehrere Jahre, hinauszögern.

Gedächtnissprechstunden: Inzwischen gibt es aus diesem Grund in fast allen größeren Städten Einrichtungen, die auf die Diagnose und Therapie von Gedächtnisproblemen und Demenzerkrankungen spezialisiert sind. Weit mehr als 100 sind es insgesamt in der Bundesrepublik Deutschland. Mal heißen sie Gedächtnissprechstunde, mal Gedächtnisambulanz oder auch Memoryklinik (unter www.hirnliga.de oder www.alzheimer-forschung.de finden Sie im Internet eine ausführliche Liste).

Viele Patienten in der Gedächtnissprechstunde können von den Ärzten erst einmal beruhigt werden. Sie weisen keine Symptome und Zeichen einer Demenz auf. Die meisten jüngeren Menschen leiden vielmehr an Stress-Symptomen oder einer Depression – beides kann sich durch Konzentrations- und Gedächtnisprobleme bemerkbar machen. Aber auch viele ältere Ratsuchende haben noch keine beginnende Demenz. Ihre Schwierigkeiten werden eher mit »leichte kognitive Störung« umschrieben, englisch als Mild Cognitive Impairment (MCI) bezeichnet und definiert als messbares Nachlassen der geistigen Leistungsfähigkeit. Je nach Studie sind 10 bis 25 Prozent der Menschen über 65 davon betroffen.[8] Nimmt man davon den Mittelwert, so wären das über zwei Millionen Menschen in Deutschland. Jährlich kommen etwa 250.000 bis 350.000 Menschen mit dem Beschwerdebild MCI dazu. Die leichten kognitiven Beschwerden treten damit in der Bevölkerung etwa doppelt so häufig auf wie Demenzen.

Wer die Diagnose MCI erhält, hat im Normalfall subjektive Schwierigkeiten mit dem Gedächtnis, die im Alltag nerven, aber nicht die Selbstständigkeit gefährden. Häufig klagen die Betroffenen beispielsweise darüber, dass sie sich nicht gut und über längere Zeit konzentrieren können. Oder dass sie schnell müde werden, wenn sie im Handbuch des Computers lesen oder für den Englisch-Sprachkurs lernen möchten. Meist bestätigen die Angehörigen das Erlebte. Im Unterschied zu den Anfangsstadien einer Demenz zeigen die Klienten allerdings keine starke Beeinträchtigung in ihrem Alltag. Ihr Gehirn funktioniert fast so flexibel wie immer. Sie können beispielsweise den Zahlen-Buchstaben-Test bestehen, bei dem im Wechsel ein A mit einer Eins, B mit einer Zwei usw. verbunden werden muss. Und sie haben auch nur sehr geringe Schwierigkeiten in der zeitlichen Orientierung, können ohne zu zögern sagen, welche Jahreszeit gerade ist, welches Datum und welche Uhrzeit – zumindest ungefähr. Menschen mit MCI können ihr alltägliches Leben meistern, ihrem Beruf oder Interessen nachgehen, ihren Haushalt führen und ihren Tag strukturieren, auch wenn sie häufiger den Schlüssel suchen oder eine Geschichte zum zweiten Mal erzählen. Die kognitiven Defizite sind eher irritierend als einschneidend. Und manchmal könnte der Betroffene seine Gedächtniskraft auch aus eigenen Kräften wieder verbessern. Denn so mancher Rentner beschäftigt sich einfach zu wenig mit Neuem, schaut die vertrauten Sendungen im TV, geht immer den gleichen Weg spazieren und denkt die vertrauten Gedanken. Das Gehirn jedoch braucht Abwechslung, Neues, um in Form zu bleiben. Neue Eindrücke regen unser Gehirn an, lassen neue Verbindungen zwischen den Nervenzellen sprießen und halten den Geist jung.

Manchmal können die Ärzte den Klienten sogar Tipps geben, wie sie ihr Gedächtnis wieder ein wenig mehr auf Trab bringen, denn gerade Konzentrationsprobleme oder Merkschwierigkeiten, die keine organische Ursache haben, kann man durch das richtige Training recht gut verbessern. So konnte Alexander Kurz, Leiter des Zentrums für Kognitive Störungen und Alzheimer-Experte der Psychiatrischen Klinik der TU München in einer Studie mit 40 Teilnehmern mit Gedächtnisschwierigkeiten zeigen, dass sich ein vielfältiges Gedächtnistraining gerade bei Patienten mit MCI deutlich positiv auf die Gedächtnisleistung auswirkt und ihre Kompetenz, das alltägliche Leben zu meistern, spürbar steigert.[9]

Die Patienten mit MCI absolvierten vier Wochen lang täglich mehrere Stunden ein vielfältiges Gehirntraining:

Klassische Gedächtnisübungen standen genauso auf dem Lehrplan wie Merktechniken, der Umgang mit Terminplanern und Hilfsangeboten, Techniken zur Unterscheidung von wichtigen und unwichtigen Informationen, Stressmanagement, Entspannungsübungen und motorisches Training. Die umfassenden Tests am Ende des vierwöchigen Trainings zeigten nicht nur eine Verbesserung des verbalen und nonverbalen Gedächtnisses bei Patienten mit MCI, sondern auch von Alltagsfähigkeiten und der Stimmung.

In einigen Fällen konnten die Ärzte aber im Rahmen der Untersuchungen auch aufdecken, dass bestimmte Medikamente so ungünstig in Wechselwirkung treten, dass sie der Grund für die kognitiven Störungen sind. Eine Überprüfung, ob das Medikament wirklich nötig ist oder ein anderes Präparat sinnvoller wäre, und eventuell eine Veränderung der Dosierung kann dazu führen, dass die kognitiven Defizite verschwinden.

MCI als Vorbote für die Alzheimer-Demenz

Bei vielen Patienten mit MCI sind die Gedächtnisprobleme nicht einfach mit einer gewissen Alterstüdeligkeit oder gutartigen Konzentrationsschwäche zu erklären. Häufig klagen die Betroffenen subjektiv gar nicht über andere Erlebnisse als die Probanden mit »unproblematischer« MCI. Aber in den Tests schneiden sie meist etwas schlechter ab. Ihr Neugedächtnis und häufig auch ihre Fähigkeit, flexibel zu denken, sind stärker eingeschränkt. Beispielsweise fällt es Menschen schwer, sich Wörter einzuprägen, die ihnen vorgesagt werden, um sie nach einigen Minuten zu wiederholen. Besonders auffällig sind häufig auch Schwierigkeiten mit der Aufmerksamkeit und der Sprache. Meist berichten die Betroffenen auch davon, dass ihr Gedächtnis sich in den letzten Monaten ziemlich verschlechtert hat. Und die Angehörigen bestätigen diese Wahrnehmung. In Untersuchungen mit bildgebenden Verfahren zeigt sich bei diesen Patienten häufig, dass der Hippocampus und die angrenzenden Hirnregionen schon auffällig geschrumpft sind.[10]

Langzeitstudien zeigen, dass diese etwas deutlichere Ausformung der MCI statistisch ein Hinweis auf eine beginnende Demenz ist. Mehr als die Hälfte der Betroffenen entwickelt spätestens innerhalb der nächsten vier Jahre eine Demenz.[11] Manche schon nach einem Jahr – falls man nichts dagegen tut. Denn Untersuchungen zeigen sehr deutlich, dass vor allem jene Patienten auf dem Weg in eine Demenz sind, bei denen sich die Gedächtnisprobleme relativ schnell verschlechtern und die neben den subjektiven Gedächtnisbeschwerden Erkrankungen haben, die sich negativ auf das Gehirn auswirken können.

Gerade in dieser Vorphase einer Demenz wäre es also besonders sinnvoll, alle weiteren Risikofaktoren und Belastungen auszuschalten, die das Gehirn zusätzlich zu den Alzheimer-Veränderungen schädigen – und so den Beginn der Demenz möglichst lange hinauszuzögern, vielleicht sogar zu verhindern. Allerdings ist die individuelle Diagnose und Prognose sehr schwierig, weil die Unterschiede nur Nuancen ausmachen.

Treten also andere Symptome und Hinweise auf prognostisch ungünstige Grunderkrankungen (Bluthochdruck, erhöhter Cholesterinspiegel usw.) zur bloßen Gedächtnisstörung hinzu (MCI-plus[12]), muss besonders dringend überlegt werden, wie einem weiteren Fortschreiten der Probleme vorgebeugt werden kann.

Alzheimer-Veränderungen im Gehirn – meist nur ein Teil des Problems

Vor etwas über 100 Jahren, am 4. November 1906, berichtete Alois Alzheimer bei der Versammlung südwestdeutscher Irrenärzte in Tübingen von seiner Patientin Auguste Deter, die bereits mit 51 Jahren die Symptome des »Greisenblödsinns« gezeigt hatte. Nach ihrem Tod registrierte er die typischen Hirnveränderungen unter dem Mikroskop. Die senile Demenz galt damals bereits als häufigste Geistesstörung überhaupt und das Bild der zugrunde liegenden degenerativen und Gefäßveränderungen waren eigentlich bekannt, wie auch deren regelhaftes Auftreten im Alter. Ungewöhnlich bei dieser Patientin waren aber der frühe Beginn, der rasche und schwere Verlauf sowie die besondere Ausprägung der mikroskopischen Befunde, vor allem der sogenannte Alzheimer-Fibrillen in den Nervenzellen. Dies schien Alzheimer interessant, seinen Tübinger Zuhörern nicht.

Emil Kraepelin, Direktor der Königlich Bayerischen Nervenklinik und Alzheimers Vorgesetzter, hatte sich jedoch bereits festgelegt und in der neuen Auflage seines einflussreichen Psychiatrie-Lehrbuchs im Jahr 1910 diese Demenzerkrankungen jüngerer Patienten zur »Alzheimerschen Krankheit« gemacht. Die Alzheimer-Demenz als Folge von pathologischen Veränderungen mit Plaques und Fibrillen im Gehirn war geboren, das Interesse der Fachkollegen geweckt. Im Laufe des Jahrhunderts setzte sich der Begriff Alzheimer-Demenz immer mehr als Synonym für eine krankhafte Vergesslichkeit durch, so dass heute fast jeder, der große Gedächtnisprobleme hat, als Erstes denkt: »Hab ich vielleicht Alzheimer?«

Heute weiß man, dass diese eindimensionale Erklärung für die Entstehung der Alzheimer-Demenz – abgesehen von einigen genetisch verursachten Alzheimer-Formen, die bei relativ jungen Menschen auftreten – bei den meisten Patienten nicht zutrifft. Auch wenn die Alzheimer-Veränderungen im Gehirn (Nervenzellsterben, erkenntlich an Plaques und Fibrillen) eine große Rolle bei der Entwicklung der meisten Demenzerkrankungen im fortgeschrittenen Alter spielen, so scheinen die kleinen und großen Hirninfarkte, die durch Bluthochdruck entstehen, sowie die Arterienverkalkung, die zum Beispiel aufgrund von erhöhten Cholesterinwerten auftritt, ähnlich wichtig zu sein, ob ein Gehirn im Alter leistungsfähig bleibt oder die kognitiven Leistungen gravierend abnehmen.

Ein umfassendes Bild davon, wie groß der Einfluss von Bluthochdruck und Blutfettwerten für die Gehirngesundheit ist, zeigte am eindrucksvollsten die englische Studie »The Medical Research Council (MRC) Cognitive Function and Ageing Study (CFAS)« mit 18.000 Teilnehmern: Die Studie hat das Ziel, die Gesundheit und speziell auch die geistige Leistungsfähigkeit von 18.000 Menschen im Alter von 65 Jahren bis zu ihrem Tod zu untersuchen.

Zu Beginn der Studie im Jahr 1991 wurde die geistige Leistungsfähigkeit der Probanden eingehend getestet. Diese Tests wurden im Laufe der nächsten Jahre immer wieder wiederholt – und detailliert ausgewertet. 2670 der Probanden stimmten auch einer Blutuntersuchung zu, die in Zusammenhang mit den Ergebnissen der Befragungen Aussagen über den Zusammenhang von demenziellen Symptomen und bestimmten biologischen Markern im Blut möglich macht. 500 Probanden stimmten sogar einer eingehenden Untersuchung ihres Gehirns nach ihrem Tod zu.

Im Jahr 2001 konnten die ersten Daten von Menschen ausgewertet werden, die bis zu ihrem Tod an der Studie teilgenommen hatten.[13] 209 der Verstorbenen, mit einem Durchschnittsalter von 85 Jahren (Männer) bzw. 86 Jahren

(Frauen), hatten ihr Gehirn der Wissenschaft zur Verfügung gestellt – und brachten die Forscher zum Staunen.

100 Teilnehmer der Studie waren vor ihrem Tod an einer Demenz erkrankt. In 98 Prozent der Gehirne fanden die Forscher wie erwartet viele Nervenzellen, in denen Alzheimer-Neurofibrillen ihr zerstörerisches Werk getan hatten. In 81 Prozent der Gehirne fanden sie eine große Menge der typischen Alzheimer-Plaques aus giftigem Eiweiß, die ebenfalls typisch für eine Alzheimer-Demenz sind.

Allerdings fanden sich auch in den Gehirnen der 109 Personen, die *ohne* Demenz gestorben waren, in immerhin 81 Prozent der Fälle Neurofibrillen und in 67 Prozent der Fälle Plaques. Bei einem Drittel der Verstorbenen war die Alzheimer-Pathologie sogar ähnlich stark ausgeprägt wie bei den Menschen mit einer Demenz.

Offensichtlich waren nicht alle Menschen mit ausgeprägter Alzheimer-Pathologie dement geworden. Und umgekehrt zeigten nicht alle Menschen mit einer Demenz eine so starke Alzheimer-Pathologie im Gehirn, dass sich der gravierende geistige Abbau darüber ausreichend begründen ließe. Nach der gängigen Lehrmeinung zeigte sich hier ein – lösbares! – medizinisches Rätsel.

»Alzheimer-Demenz« oder »Vaskuläre Demenz«?

Erst die genauere Untersuchung der Gehirne brachte die Forscher der Antwort auf die Frage einen Schritt näher: Drei Viertel der Gehirne der Verstorbenen zeigten neben den Alzheimer-Veränderungen eine erhebliche Mikroangiopathie, also eine Veränderung der kleinen Blutgefäße im Gehirn. 50 Prozent zeigten außerdem größere Hirninfarkte. Diese kleinen und großen Hirninfarkte zerstören ebenso wie die Alzheimer-Veränderungen Nervenzellen oder sogar ganze Funktionsbereiche im Gehirn und beeinträchtigen so die Funktion und Leistung des Gehirns beträchtlich.

Das Fazit der MRC-CFAS-Studie: Alzheimer ist so gut wie immer mit im Spiel, wenn ein älterer Mensch an einer Demenz erkrankt. Bei den allermeisten Patienten, die eine Demenz entwickeln, kommen neben den Alzheimer-Veränderungen auch noch vaskuläre Faktoren hinzu: Arterienverkalkung und kleine und größere Hirninfarkte hatten bei den meisten Menschen, die letztlich eine Demenz entwickelt hatten, das Gehirn zusätzlich geschädigt.

Klinisch gesehen ist deshalb nicht die reine Alzheimer-Demenz die häufigste Demenzform – obwohl das häufig so behauptet wird –, sondern die sogenannte »gemischte Demenz«, bei der neben Alzheimer-Veränderungen auch vaskuläre Veränderungen im Gehirn auftreten. Drei Viertel der Menschen mit demenziellen Symptomen sind von dieser Form der Demenz betroffen. Insofern ist es eigentlich wenig lohnend, gerade bei älteren Menschen noch ganz scharf zwischen »Alzheimer-Demenz« und »vaskulärer Demenz« zu unterscheiden.

Besonders wichtig: Hirninfarkten vorbeugen

Dabei scheinen sich die beiden Faktoren Alzheimer und Hirninfarkte nicht einfach nur zu summieren, sondern eher zu potenzieren.[14] Die vaskulären Veränderungen beschleunigen die Alzheimer-Erkrankung in gewisser Weise. Dafür sprechen auch Untersuchungen, die zeigen, dass Menschen, die einen Schlaganfall erlitten haben – also einen großen Hirninfarkt –, ein stark erhöhtes Risiko aufweisen, in den folgenden Jahren an einer Demenz zu erkranken, und dass dafür nur vergleichsweise wenig neurodegenerative Alzheimer-Veränderungen nötig sind.

Was ist daran die gute Nachricht? Man hat also nicht nur eine Erkrankung, wenn man Schwierigkeiten mit dem Gedächtnis bekommt, sondern meist gleich mehrere. Gut daran ist die Tatsache, dass man die Risikofaktoren für kleine und große Hirninfarkte, wie Bluthochdruck oder erhöhte Cholesterinwerte, im Gegensatz zur Alzheimer-Erkrankung sehr gut behandeln kann. Auf diese Art könnte man im Idealfall durch eine gute Prävention nicht nur einen Teil der Ursachen für eine Demenz ausschalten, sondern den gesamten Entstehungsprozess der Demenz verlangsamen oder sogar verhindern. (Wie diese Demenz-Prävention aussehen könnte und was jeder selbst tun kann, lesen Sie in Kapitel 2: »So schützen Sie Ihr Gehirn«.)

Dass diese Maßnahme vermutlich viele Menschen gänzlich vor einer Demenz bewahren würde, zeigen beispielsweise die Untersuchungen des amerikanischen Altersforschers David Snowdon. Er hat seit den achtziger Jahren Hunderte von Nonnen vom Orden der »Schulschwestern von Notre Dame« über viele Jahre hinweg begleitet und ihr Altern untersucht. 102 Nonnen stimmten einer Gehirnautopsie nach ihrem Tod zu. Dadurch konnte Snowdon zweifelsfrei feststellen, dass die Nonnen, die gravierende Alzheimer-Veränderungen im Gehirn aufwiesen, aber keine zusätzlichen vaskulären Schäden, bei ihrem Tod kognitiv fitter und seltener dement waren als die Nonnen, die sowohl Alzheimer-Pathologie als auch vaskuläre Schäden im Gehirn zeigten.[15]

Inzwischen sind viele Forscher sogar der Ansicht, dass die Alzheimer-Veränderungen im Gehirn vielleicht gar nicht unbedingt als Krankheit zu werten sind, sondern in gewissem Umfang als regelhafte, »normale« Alterungsprozesse aufzufassen sind. Wichtige Hinweise für diese Annahme gaben beispielsweise die großen neuropathologischen Untersuchungen der Neuroanatomen Heiko und Eva Braak: Im Laufe vieler Jahre untersuchten die beiden 2661 Gehirne von Verstorbenen jeden Alters. Immer auf der Suche nach Neurofibrillen und Beta-Amyloid-Plaques nahmen sie alle diese Gehirne ganz genau unter die Lupe.[16] Dabei stellten sie fest, dass eine spätere Alzheimer-Erkrankung sich schon relativ früh im Gehirn abzeichnet. Sogar bei einigen Menschen, die jünger als 30 waren, konnten Braaks bereits die Ablagerung von Neurofibrillen in den Nervenzellen feststellen. Ab 40 Jahren zeigten einige Gehirne auch Ablagerungen des giftigen Eiweiß Beta-Amyloid. Mit steigendem Lebensalter stieg auch das Ausmaß der Alzheimer-Pathologie: In der Altersgruppe zwischen 81 bis 90 Jahren zeigten die Gehirne aller Probanden in gewissem Umfang die Ablagerung von Neurofibrillen und über 80 Prozent auch die Ablagerung von Beta-Amyloid-Plaques. Offensichtlich entwickeln sich im Laufe des Lebens also bei sehr vielen Menschen typische Anzeichen einer fortschreitenden Alzheimer-Pathologie in Form von Neurofibrillen und Amyloid-Plaques. Doch längst nicht alle Menschen mit Alzheimer-Veränderungen im Gehirn erkranken an den Symptomen einer Alzheimer-Demenz.

Aus diesen Forschungsergebnissen lassen sich zwei Schlussfolgerungen ziehen: Zum einen könnte es sein, dass die Alzheimer-Veränderungen im Gehirn keine Krankheit an sich sind. Vielmehr scheint es so zu sein, dass sich Beta-Amyloid-42 einfach in fast jedem Gehirn über die Jahre ansammelt. Ein bisschen so wie lästiger Müll. Fast alle alten Menschen haben Plaques und Neurofibrillen im Gehirn und dementsprechend auch Schäden aufgrund dieser Veränderungen. Insofern wären die Plaques und Fibrillen in erster Linie eine regelhafte Alterserscheinung, die zwar lästig, aber nicht bedrohlich ist – ein bisschen wie Falten oder Altersflecken. Unser Gehirn scheint leistungsfähig und flexibel genug, um auch einen gewissen Verlust an Nervengewebe ausgleichen zu können. Die wichtigen Funktionen arbeiten trotzdem – so wie die Haut uns ja auch im Alter noch weiter schützt, auch wenn sie faltig ist. Bis die Schäden, die das Beta-Amyloid-42 über die Jahre im Gehirn verursacht, sich wirklich auf unsere Gehirnleistung auswirken, vergehen nach den Beobachtungen von Braaks bis zu 50 Jahre – und die meisten Menschen erleben genau aus diesem Grund ihre Demenz nicht. Sie werden einfach nicht alt genug.

Die zweite Schlussfolgerung aus den aktuellen Studien wäre, dass bei vielen Menschen, bei denen sich die Hirnschäden als Demenz bemerkbar machen, noch ein oder mehrere zusätzliche ungünstige Faktoren hinzukommen, die die Entstehung einer Demenz beschleunigen. Das kann eine Erbanlage sein, die dazu führt, dass sich in kurzer Zeit sehr viel Beta-Amyloid-42 im Gehirn ansammelt und das Gehirn sozusagen im Turbotempo zerstört. Man beobachtet Ähnliches bei Menschen mit Trisomie 21. Sie erkranken meist früh an einer Demenz, weil das Vorläufer- und Reparatur-Protein APP, aus dem das Beta-Amyloid-42 entsteht, genau auf dem Chromosom 21 codiert und deshalb bei Menschen mit Trisomie 21 in sehr großer Menge vorhanden ist.

Auch Boxer, deren Gehirn häufig schweren Schlägen ausgesetzt ist, erkranken häufiger in jungen Jahren an einer Demenz. Hier kommt es zu einer vermehrten Ablagerung von Beta-Amyloid-42.

Am häufigsten sind jedoch die zusätzlichen Schäden des Gehirns durch kleine und größere Hirninfarkte, die – von den Betroffenen zum Teil sogar unbemerkt – die Leistungskraft des Gehirns über die Jahre schädigen. Irgendwann kann das intakte Gehirngewebe die Kombination aus altersbedingten Nervenverlusten aufgrund der Alzheimer-Veränderungen und zusätzlichen vaskulären Hirnschäden nicht mehr auffangen: Die Demenz nimmt ihren Lauf.

Prävention statt (noch nicht möglicher) Behandlung

Zusammen mit den vielen anderen Forschungsergebnissen der letzten 20 Jahre hat man heute ein recht gutes Bild davon, was im Gehirn passiert, wenn ein Mensch dement wird. Man weiß, dass die Schäden, die sich posthum im Gehirn feststellen lassen, noch keine sichere Auskunft darüber geben, ob der Mensch wirklich eine Demenz erlebt hat oder nicht. Man weiß, dass es nicht einen einzigen Auslöser für Demenz gibt, sondern viele. Man weiß auch, dass das Risiko, an einer Demenz zu erkranken, mit dem Alter steigt – aber nicht zwingend damit verknüpft ist. Man weiß, dass bestimmte Gene die Anfälligkeit für Demenz erhöhen, aber beeinflussbare Risikofaktoren wie Bluthochdruck und erhöhte Blutfettwerte eine weitaus größere Rolle bei der Entstehung einer Demenz spielen. Und man weiß, dass die Ablagerungen und Schäden im Gehirn sich erst über Jahrzehnte summieren müssen, bevor jemand in Tests auffällige Ergebnisse bringt.

Alle diese Faktoren bieten viel Raum für präventive Maßnahmen, die die Manifestation einer Demenz im Alter hinauszögern, verlangsamen und im Idealfall ganz verhindern könnten. »Wenn es beispielsweise gelänge, den Erkrankungsbeginn um zweieinhalb Jahre zu verzögern, ginge der Krankenbestand nach Modellrechnungen um 20 Prozent zurück«, erklärt Horst Bickel von der Klinik und Poliklinik für Psychiatrie und Psychotherapie der TU München, der gerade das große Projekt zur Alzheimer-Prävention »Invade« mit fast 4000 Menschen ab 55 Jahren im Raum München wissenschaftlich betreut (mehr dazu ab Seite 62).

Im nächsten Kapitel wollen wir deshalb darauf eingehen, was jeder tun kann, um sein Gehirn gesund zu halten und so einer Demenzerkrankung im Alter vorzubeugen.

Denn wäre es nicht schön, wenn unser Gehirn bis zum Schluss die Verluste aufgrund von Alzheimer-Veränderungen abfangen könnte, weil es im Großen und Ganzen gesund und fit ist? Im besten Falle würde man dann »seine« Demenz einfach nicht mehr erleben, weil man vorher eines natürlichen Todes stirbt – bei klarem Verstand oder zumindest mit relativ wenig geistigen Einbußen.

Exkurs

»Bin ich nur vergesslich
oder ist es schon Alzheimer?«
Wann man unbedingt den Arzt
konsultieren sollte

Wann haben Sie das letzte Mal an Ihrem Gedächtnis gezweifelt? Als Sie den wichtigen Termin vergessen hatten? Den Geburtstag eines lieben Freundes? Als Sie nach dem Einkauf nicht mehr wussten, wo Sie Ihr Auto abgestellt haben? Letztlich kämpft der Mensch sein Leben lang mit dem Gedächtnis. Ständig steht man vor der Frage, auf welche Aktivität oder Umweltveränderung man seine Aufmerksamkeit lenkt.

Typische Alterserscheinungen

Schon im mittleren Erwachsenenalter nimmt unsere Fähigkeit ab, uns schnell neue Dinge einzuprägen. Das hängt damit zusammen, dass unser Neu- und Arbeitsgedächtnis, das für diese Vorgänge zuständig ist, direkt von der Arbeitsgeschwindigkeit der Nervenzellen abhängt. Und diese unterliegen, wie alles im Körper, einem gewissen Alterungsprozess. Deshalb ist es normal, dass einem jungen Menschen die Einarbeitung in ein neues Thema oder das Erlernen einer fremden Sprache leichter fällt als einem 50-Jährigen. Es ist auch normal, dass ältere Erwachsene nicht mehr drei Dinge gleichzeitig tun können. Junge Menschen können das in Wirklichkeit übrigens auch nicht. Sie erledigen die drei Aufgaben letztlich auch hintereinander, zeigen Studien. Ihr Gehirn kann sich die Aufgaben nur besser merken und die geistige »Warteschleife« effektiv und ohne Unterbrechung abarbeiten. Es ist auch normal, dass man jenseits der 65 nicht immer Spaß daran hat, ein schwieriges Sachbuch oder ein komplexes Thema im Politikmagazin zu durchdringen. Man braucht für Neues einfach mehr Kraft, Zeit und vielleicht auch ein paar Lerndurchgänge mehr. Dazu hat der Mensch nicht immer Lust. Aber die Fähigkeit, die hat man schon.

Auch eine gewisse Vergesslichkeit ist im Alter normal. Das Gehirn konzentriert seine Kräfte immer wieder neu und passt sich an die äußeren und inneren Begebenheiten an. Im Idealfall konzentriert sich das ältere Gehirn, dessen Aufnahmefähigkeit für Neues bereits etwas eingeschränkt ist, auf das Wesentliche. Es bündelt seine Kräfte und lässt das Unwesentliche links liegen. Das ist völlig normal, gesund und richtig.

Falls Ihnen die Schwierigkeiten mit Ihrem Gedächtnis allerdings Sorgen bereiten, falls Sie das Gefühl haben, dass Sie Ihren Alltag nicht mehr so im Griff haben wie noch vor ein paar Monaten – oder Ihnen Ähnliches bei einem Angehörigen auffällt, dann sollten Sie einen Arzt Ihres Vertrauens aufsuchen und die Ursachen für Ihre Gedächtnisprobleme aufklären lassen. Schon ein kurzer Test (zum Beispiel der Mini-Mental-State-Test) kann hinreichend Hinweise geben, ob Anzeichen für eine Demenzerkrankung vorliegen oder ob die Gedächtnisstörungen vermutlich eher andere Ursachen haben. Beispielsweise kann auch anhaltender Stress das Gedächtnis beeinträchtigen oder eine depressive Verstimmung (siehe auch Exkurs Diagnose, Seite 85).

Wann sollte ich unbedingt zum Arzt gehen?

Wenn Sie das Gefühl haben, dass Sie in letzter Zeit Ihr Gedächtnis immer öfter im Stich lässt, dass Sie plötzlich Dinge vergessen, die Ihnen wirklich wichtig sind: wie viele Gäste heute Abend zum Essen kommen wollten. Oder das Enkelkind von der Schule abzuholen.

Auch wenn Sie Schwierigkeiten haben, komplexere Aufgaben im Alltag zu bewältigen, Sie die Bankgeschäfte deswegen immer wieder hinausschieben und auch keine großen Einkäufe mehr machen möchten, dann sollten Sie unbedingt einen Facharzt, eine Gedächtnissprechstunde oder eine Memoryklinik aufsuchen (vgl. Seite 27).

Typische Erlebnisse, bei denen man aufhorchen und die Ursache aufklären lassen sollte, wenn man sie bei sich oder einem nahe stehenden Menschen beobachtet:

Orientierungsstörung: Sie bemerken, dass Sie in Ihrem Ferienhotel über 15 Minuten nach Ihrem Zimmer suchen, in den Stockwerken herumirren und sich absolut an keine Besonderheit erinnern können, die Ihnen den Weg weisen könnte. Oder es passiert Ihnen häufiger, dass Sie Ihr geparktes Auto nicht mehr wiederfinden, obwohl Sie es in vertrauter Umgebung abgestellt hatten. Im Fachjargon wird diese Gedächtnisschwäche in Bezug auf Ort und Zeit auch »Orientierungsstörung« genannt – und sie ist manchmal ein Zeichen für eine Gedächtnisproblematik.

Verhaltens- oder Persönlichkeitsveränderungen im hohen Alter: Manchmal macht sich eine beginnende Demenz auch bemerkbar, indem der Betreffende sich plötzlich völlig anders verhält als sonst. Ein Mann, der nie viel trank, beginnt auf einmal, ungewöhnlich viel Alkohol zu konsumieren. Eine Frau achtet plötzlich gar nicht mehr auf ihre Körperhygiene. Oder ein Mann, der eigentlich eher zurückhaltend war, fängt unvermittelt an, zotige Witze zu erzählen. Die Störung im Verhalten kann ein Hinweis auf eine sogenannte »frontotemporale Degeneration« sein. Im Frontallappen sitzen die Hirnregionen, die unser Verhalten steuern, wo wir entscheiden, was richtig und was falsch ist, wie wir handeln. Wenn diese Region durch eine demenzielle Erkrankung beeinträchtigt ist, kann es zu solchen »Entgleisungen« kommen.

Depression: Wenn Sie sich häufig als jemanden wahrnehmen, der keine Gefühle hat, am Leben nicht teilnimmt, desinteressiert und ohne Freude ist, könnte es sein, dass Sie an einer Depression leiden. Sie sollten unbedingt bei einem Facharzt abklären lassen, ob das so ist, und sich helfen lassen. Zum einen zerstören Depressionen das, was den Menschen ausmacht: Lebensfreude. Und umso länger man sie unbehandelt erträgt, umso schwieriger wird die Behandlung. Dabei gibt es heute gute Möglichkeiten, mit Hilfe von Medizin und Psychotherapie aus dem Strudel einer Depression auszusteigen. Studien zeigen außerdem, dass Depressionen das Risiko, in späteren Jahren an einer Demenz zu erkranken, stark erhöhen. Insofern ist eine Behandlung vermutlich von doppeltem Nutzen: Sie erhöht im Idealfall die Lebensqualität heute und auch in späteren Lebensjahren.

Informationen, kompetente Ärzte und Beratungsstellen in Ihrer Region finden Sie unter www.kompetenznetz-depression.de.

Gesundheitliche Beschwerden und chronische Erkrankungen: Wenn Sie an Bluthochdruck oder Diabetes leiden, ist die gute Einstellung Ihrer Werte von besonderer Bedeutung für Ihr Gehirn. Insofern sollten Sie bei diesen Erkrankungen ein ganz besonderes Augenmerk auf Ihre allgemeine Gesundheit haben. Denn auch, wenn Ihnen ein leicht erhöhter Blutdruck keine Beschwerden bereitet, so kann er im Gehirn ganz unbemerkt beträchtlichen Schaden anrichten und die feinen Blutgefäße zerstören. So erhöht sich die Gefahr, in späteren Jahren an einer Demenz zu erkranken, bei schlecht eingestelltem Blutdruck im mittleren Lebensalter beträchtlich.

Sollte ich früher zum Arzt gehen, wenn in meiner Familie bereits Demenzerkrankungen auftraten?

Wenn bei Verwandten ersten Grades Demenzerkrankungen aufgetreten sind, ist es nur verständlich, dass man bei den ersten Anzeichen einer gewissen geistigen Unsicherheit so genau wie möglich abklären lassen möchte, was dahintersteckt. Hauptsache ist dann allerdings, dass man die Nachricht erträgt, wenn der Arzt wirklich feststellt, dass man beispielsweise ein Träger ungünstiger Gene ist und vermutlich in einigen Jahren an einer Demenz erkranken wird. Auf eine genetische Untersuchung oder eine Gehirnuntersuchung ohne konkreten Anlass sollte man sich deshalb nie ohne genetische Beratung und die Möglichkeit einer psychotherapeutischen Intervention einlassen.

10 Warnzeichen: Frühe Hinweise auf eine möglicherweise beginnende Demenz

Bei Menschen mit einer Demenzerkrankung nimmt nicht nur das Erinnerungsvermögen ab, sondern auch die Fähigkeit, klar zu denken und Zusammenhänge zu erfassen. Häufig ändert sich das Verhalten grundlegend. Treten einige der nachfolgenden Warnsymptome auf, die die Universität Witten/Herdecke auf www.patientenleitlinien.de zusammengestellt hat (Abdruck mit frdl. Genehmigung), sollte der Betroffene von einem Arzt untersucht werden.

1. Vergesslichkeit mit Auswirkung auf die Arbeit und das tägliche Leben: Die meisten Menschen vergessen ab und an Namen oder Termine. Häufen sich diese Vorfälle und treten außerdem unerklärliche Verwirrtheitszustände auf, kann das ein Zeichen für eine Verminderung der Gedächtnisleistung sein.

2. Schwierigkeiten mit gewohnten Handlungen: Menschen, die viel zu tun haben, sind manchmal zerstreut und vergessen zum Beispiel den Topf auf dem Herd. Menschen mit Demenz vergessen eventuell nicht nur den Topf auf dem Herd, sondern auch, dass sie gekocht haben.

3. Sprachprobleme: Die meisten Menschen haben manchmal Schwierigkeiten damit, die richtigen Worte zu finden. Menschen mit Demenz fallen aber oft einfache Worte nicht mehr ein, stattdessen verwenden sie unpassende Füllworte. Dadurch werden die Sätze schwer verständlich.

4. Räumliche und zeitliche Orientierungsprobleme: Bei vielen Menschen kommt es ab und an vor, dass sie zum Beispiel Wochentage vergessen oder sich in einer fremden Umgebung verlaufen. Bei Menschen mit Demenz kann es passieren, dass sie in der eigenen Straße stehen und nicht mehr wissen, wo sie sind, wie sie dorthin gekommen sind und wie sie wieder nach Hause gelangen.

5. Eingeschränkte Urteilsfähigkeit: Nicht immer wählen Menschen die dem Wetter entsprechende Kleidung. Bei Menschen mit Demenz ist aber die gewählte Kleidung manchmal völlig unangebracht. Sie tragen zum Beispiel einen Bademantel beim Einkaufen oder mehrere Blusen an einem heißen Sommertag übereinander.

6. Probleme mit dem abstrakten Denken: Für viele Menschen ist es eine Herausforderung, ein Konto zu führen. Menschen mit Demenz können aber oft weder Zahlen einordnen noch einfache Rechnungen durchführen.

7. Liegenlassen von Gegenständen: Ab und an lässt fast jeder mal den Schlüssel oder das Portemonnaie liegen. Bei Menschen mit Demenz kommt es jedoch vor, dass sie Gegenstände an völlig unangebrachte Plätze legen, wie zum Beispiel Schmuck in den Kühlschrank oder eine Uhr in die Zuckerdose. Im Nachhinein wissen sie nicht mehr, wohin sie die Gegenstände gelegt haben.

8. Stimmungs- und Verhaltensänderungen: Stimmungsänderungen kommen bei allen Menschen vor. Menschen mit Demenz können aber in ihrer Stimmung sehr abrupt schwanken, oft ohne erkennbaren Grund.

9. Persönlichkeitsänderungen: Im Alter verändert sich bei vielen Menschen die Persönlichkeit ein wenig. Bei Menschen mit Demenz kann aber eine sehr ausgeprägte Persönlichkeitsänderung plötzlich oder über einen längeren

Zeitraum hinweg auftreten. Jemand, der normalerweise freundlich ist, wird zum Beispiel unerwartet ärgerlich, eifersüchtig oder ängstlich.

10. Verlust der Eigeninitiative: Menschen arbeiten nicht fortlaufend mit der gleichen Motivation. Demenzkranke verlieren jedoch den Schwung bei ihrer Arbeit und das Interesse an ihren Hobbys manchmal vollständig, ohne Freude an neuen Aufgaben zu finden.

Noch kürzer hat das amerikanische National Institute on Aging die sieben wichtigsten Warnzeichen formuliert, die auf eine beginnende Alzheimersche Krankheit hinweisen können und die Menschen in der nahen Umgebung veranlassen sollten, ärztlichen Rat einzuholen:

Sieben Warnzeichen für eine Alzheimer-Demenz

1. Der oder die Betroffene wiederholt immer wieder die gleiche Frage.
2. Der oder die Betroffene erzählt immer wieder die gleiche kurze Geschichte.
3. Der oder die Betroffene weiß nicht mehr, wie bestimmte alltägliche Verrichtungen wie Kochen, Kartenspiel, Handhabung der TV-Fernbedienung gehen.
4. Der oder die Betroffene hat den sicheren Umgang mit Geld, Überweisungen, Rechnungen und Ähnlichem verloren.
5. Der oder die Betroffene findet viele Gegenstände nicht mehr oder legt sie an ungewöhnliche Plätze (unabsichtliches Verstecken) und verdächtigt andere Personen, den vermissten Gegenstand weggenommen zu haben.

6. Der oder die Betroffene vernachlässigt anhaltend sein Äußeres, bestreitet dies aber.
7. Der oder die Betroffene antwortet auf Fragen, indem er die ihm gestellte Frage wiederholt.

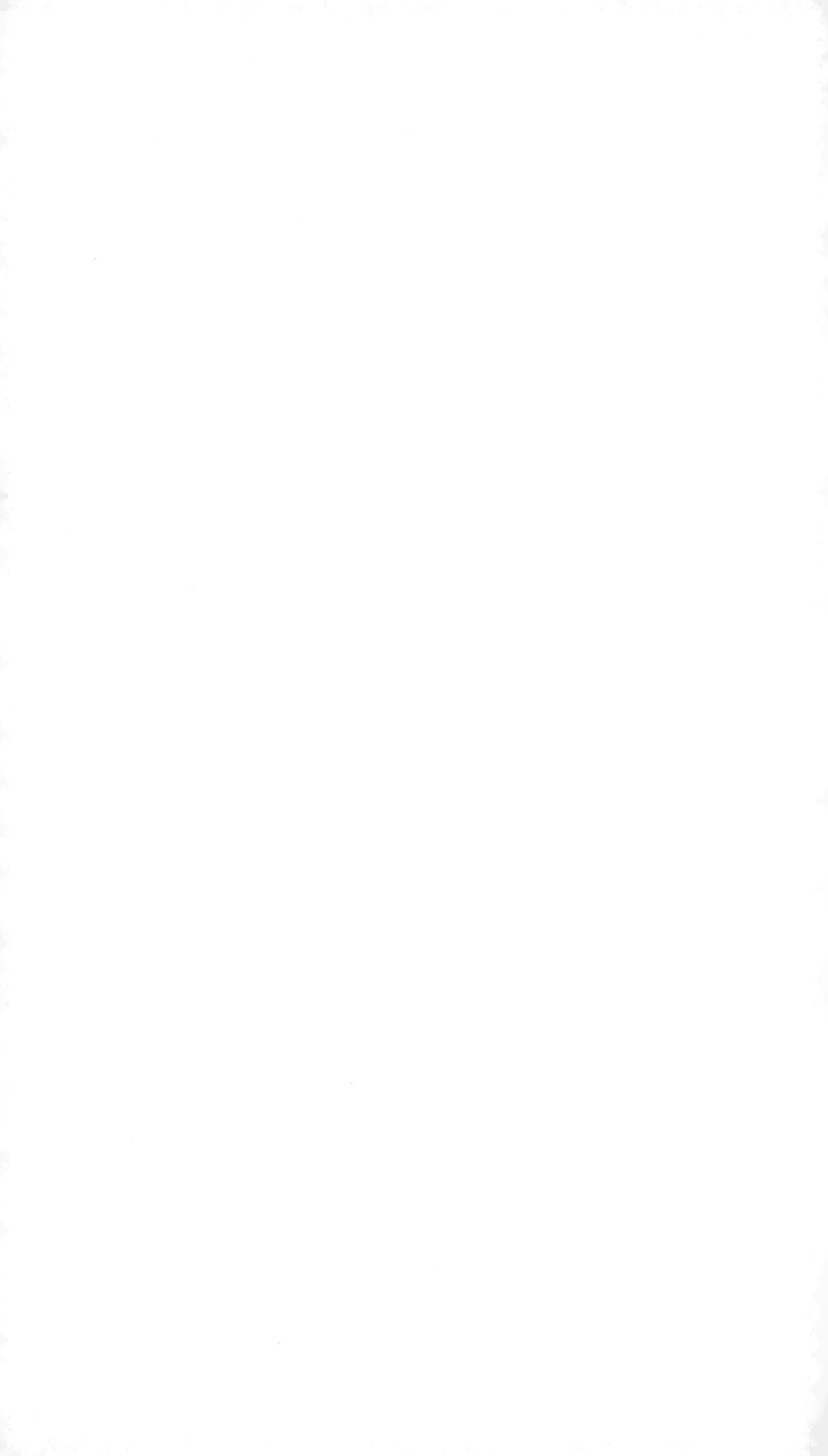

2
So schützen Sie Ihr Gehirn

Was das Gehirn zerstört und der Demenz den Weg bahnt – und was das Gehirn schützt

»*Die Wüste wächst:*
weh dem, der Wüsten birgt!«
Friedrich Nietzsche, *Also sprach Zarathustra*

David Snowdon hat vermutlich mehr Klöster von innen gesehen als jeder von uns. Dabei ist er kein Mönch und auch kein Pilger. Er ist Altersforscher an der Universität von Kentucky. Seit Jahren fährt Snowdon kreuz und quer durch die USA und besucht die Nonnen in den Klöstern der »Schulschwestern von Notre Dame«. Er hat Tausende von Kilometern zurückgelegt, Stunden und Tage in den Gewölben der Klöster verbracht, mit den Nonnen gegessen und Karten gespielt, sie befragt und von Kopf bis Fuß untersucht. Warum? Snowdons Ziel ist nichts Geringeres als das Geheimnis des gesunden Altwerdens zu lüften. Wir können »von den Schwestern lernen, wie man die Segnungen des hohen Alters erreichen und das Leben bis zur Neige kosten kann«, ist sich David Snowdon sicher.[17]

Die Nonnenstudie

Über 1000 Nonnen aus dem Orden der Schulschwestern von Notre Dame helfen ihm bei dieser Pionierarbeit und nehmen an der »Nonnenstudie« teil. 1986 startete Snowdon seine Untersuchungen als Pilotprojekt. Bereits 1990 wurde es mit Unterstützung des amerikanischen National Institute on Aging zum großen wissenschaftlichen Langzeitprojekt ausgebaut. Damit kam Snowdon ein ganzer Stab von Experten zu Hilfe: Hirnforscher, Herzspezialisten, Linguisten und Psychologen interessierten sich fortan für die Lebensgeschichte und die Gesundheit der Nonnen.

An der Studie teilnehmen durften Ordensschwestern ab dem fünfundsiebzigsten Lebensjahr – und Snowdon und seine Kollegen begleiteten die Schwestern im Rahmen des Forschungsprojektes bis zu ihrem Tod, manche von ihnen über 20 Jahre lang. Für viele Nonnen wurde der Wissenschaftler David Snowdon im Laufe der Jahre eine Art netter Neffe, dem sie – viele ein wenig belustigt – gestatteten, ihnen beim Altern zuzusehen.

Dass man gerade von den genügsamen Nonnen lernen würde, wie das gute Altern funktioniert, hätte wohl vorher niemand gedacht. Snowdon hatte die Nonnen schlicht ausgewählt, weil es für ein groß angelegtes Forschungsprojekt überaus günstig ist, dass die Untersuchungsteilnehmerinnen in relativ stabilen und ähnlichen Bedingungen leben: Die Nonnen essen das Gleiche, haben die gleiche medizinische Versorgung, pflegen einen ähnlichen Lebensstil. Viele Schulschwestern von Notre Dame haben sogar eine ähnliche Ausbildung absolviert, weil viele von ihnen als Lehrerinnen arbeiten. Vergleiche zwischen den Einzelschicksalen sind deshalb viel aussagekräftiger als bei Studien mit Teilnehmern aus verschiedenen Bevölkerungsschichten.

Die Schulschwestern von Notre Dame widmeten sich dabei den Untersuchungen Snowdons so gewissenhaft, wie sie alles in ihrem Leben anpacken. Sie ließen sich jedes Jahr von Kopf bis Fuß untersuchen und anschließend ausgiebig befragen. Sie berichteten den Wissenschaftlern und ihren Helfern, ob sie sich noch selbst anziehen und ohne Hilfe essen oder spazieren gehen können. Sie absolvierten Gedächtnistests unterschiedlichster Art, identifizierten Strichzeichnungen von Tassen und Hunden, buchstabierten Wörter rückwärts und malten Quadrate, Kreise und Dreiecke nach. Sie memorierten Wörter, die sie kurze Zeit vorher gelesen hatten, sie erzählten von Erlebnissen der letzten Tage, schätzten die aktuelle Uhrzeit und zeigten, wie gut sie im Kopfrechnen sind. Sie ließen ihren Geist und ihren Gesundheitszustand auf Herz und Nieren prüfen.

Und damit nicht genug: 678 Nonnen gestatteten Snowdon und seinen Kollegen außerdem, nach ihrem Tod ihr Gehirn zu untersuchen. Snowdon hatte seine Probandinnen in den Klöstern im Laufe der Studie um diese Erlaubnis gebeten. Denn die Wissenschaft kann nur durch die Untersuchung der Gehirne von Menschen, deren Lebensgeschichte die Forscher kennen, Klarheit darüber bekommen, wie sich Lebenswandel und körperliche Krankheiten auf die Gesundheit des Gehirns auswirken. Auch Aussagen darüber, wie sich krankhafte Veränderungen im Gehirn – beispielsweise Alzheimer-Ablagerungen oder Schlaganfälle – auf das Wohlbefinden und die geistige Leistungskraft eines Menschen auswirken, sind nur möglich, wenn man den Zustand des Gehirns mit der geistigen Leistungskraft zu Lebzeiten der Person in Beziehung setzt.

Nach über 30 Jahren Forschungsarbeit halten Snowdon und seine Kollegen bis heute eine der detailreichsten und wohl aussagestärksten Alters- und Alzheimer-Studien der Welt in ihren Händen.[18] Die ersten wissenschaftlichen Artikel über die Nonnenstudie, die in den neunziger Jahren publiziert wurden, gingen um die Welt und sorgten für wissenschaftliche Diskussion. Die Forschungsergebnisse der Nonnenstudie konnten viele Annahmen in wissenschaftlich fundierte Erkenntnisse umwandeln – und benannten erstmals ganz klare Risikofaktoren für die Entstehung von Demenzen und speziell der Alzheimer-Demenz . Damit ließen sich solide Hinweise über die Möglichkeiten formulieren, um das persönliche Alzheimer-Risiko zu senken und die Wahrscheinlichkeit für ein Alter in geistiger Klarheit zu steigern. Auch für Ärzte, das Gesundheitssystem und die Gesellschaft hatten Snowdon und seine Kollegen einige interessante und manchmal auch unbequeme Nachrichten.

Risikofaktoren für Demenz

In diesem Kapitel möchten wir anhand von Snowdons Pionierarbeit mit den Schulschwestern von Notre Dame und anderen, neueren Studien zeigen, welche gesicherten Risikofaktoren man heute kennt, die das Entstehen einer Alzheimer-Demenz und anderer Demenzerkrankungen begünstigen – und wie man sein Gehirn vor diesen Risiken schützen und aktiv gesund erhalten kann.

Gesunder Körper – gesunder Geist?

»Mens sana in corpore sano« schrieb der römische Alltags- und Satiredichter Juvenal im 1. Jahrhundert und formulierte damit die Bitte an die Götter, dass in einem gesunden Körper ein gesunder Geist wohnen möge. Dass seine Hoffnung berechtigt war, ist heute wissenschaftlich bewiesen. Körper und Geist hängen unmittelbar zusammen und vor allem im Alter wird die Verbindung zwischen dem gesunden Körper und dem gesunden Geist immer enger. Oder andersherum gesagt: Krankheiten, die den Körper belasten, schlagen sich gerade im Alter auch in Schädigungen des Gehirns nieder. Vor allem einige chronische körperliche Erkrankungen belasten auch die Gehirngesundheit. Die Schädigungen summieren sich über die Lebensjahre und wirken sich gerade im Alter negativ auf die Leistungskraft des Gehirns aus.

Schlaganfall und Herzinfarkt. Am leichtesten zu erklären ist dieser Zusammenhang am Beispiel des Bluthochdrucks: Als optimaler Blutdruck gilt bei Erwachsenen laut der Empfehlung der Weltgesundheitsorganisation (WHO) ein Wert unter »120 zu 80«. Ab einem Wert von 140/90 in Ruhe gilt der Blutdruck als erhöht. Wenn der Blutdruck ständig erhöht ist, muss das Herz mehr arbeiten, als ihm guttut. Die Blutgefäße werden durch den Druck belastet: Sie verhärten und verdicken. Das Blut fließt nicht mehr ungehindert durch die Gefäße. Ablagerungen beginnen sich an die Gefäßwände zu setzen und kleistern sie nach und nach zu: Die Arteriosklerose, auch Arterienverkalkung genannt, schreitet voran. Der Durchfluss des Blutes wird immer stärker behindert.

In der Regel merkt der Betroffene von seiner Herz-Kreislauferkrankung lange Zeit gar nichts, schließlich werden noch alle Organe ausreichend mit Blut und damit mit Sauerstoff versorgt. Irgendwann sind manche Gefäße jedoch so geschädigt, dass kein Blut mehr hindurchfließen kann oder das Blutgefäß wird so brüchig, dass es unter dem Druck regelrecht platzt. Es kommt zum Arterienverschluss oder zur Blutung. Die Folge: Die Sauerstoffversorgung zu dem Organ, das von dem Blutgefäß versorgt wird, wird unterbrochen. Wenn es sich dabei um eines der großen Blutgefäße im Gehirn oder am Herzen handelt, tritt ein Schlaganfall oder ein Herzinfarkt auf. Beide Erkrankungen gelten als die gravierendsten Folgekrankheiten von chronischem Bluthochdruck und enden häufig tödlich. Fast die Hälfte aller jährlichen Todesfälle geht auf das Konto der Herz-Kreislauferkrankungen. Und von den Menschen, die einen Schlaganfall überleben, entwickelt ein Viertel bis ein Drittel in der Folgezeit bleibende kognitive Beeinträchtigungen, wie Gedächtnisstörungen.[19]

Während der Herzinfarkt früher als typische Männerkrankheit galt, sind heute Männer und Frauen nahezu gleichermaßen von Bluthochdruck und Herz-Kreislauferkrankungen, Herzinfarkt und Schlaganfall betroffen.

Gefahr Bluthochdruck: Langsame Zerstörung durch Mini-Schlaganfälle

Was weniger bekannt ist: Schon lange, bevor die negativen Folgen des Bluthochdrucks in der großen Katastrophe wie dem Herzinfarkt oder dem großen Schlaganfall enden, richtet die Arterienverkalkung in den feinen Blutgefäßen des Gehirns Mini-Schäden an, die sich über die Jahre summieren und einer Demenz den Weg bahnen können. Wie das? Die feinen Blutgefäße im Gehirn reagieren sehr empfindlich auf die Veränderungen der Gefäßwand und verstopfen relativ schnell. Die Hirnregionen, die sie früher versorgt haben, sterben ab – häufig ohne dass man etwas merkt. Das Gehirn ist ein Meister in der Schadensregulation, und die Nervenzellen sind in der Regel plastisch genug, um die kleine zerstörte Stelle im Gehirn zu »überbrücken«.

Treten allerdings immer wieder solche Mini-Schlaganfälle auf – womit man bei chronischem Bluthochdruck rechnen muss –, richten sie im Laufe der Jahre doch erheblichen Schaden im Gehirn an und mindern dadurch seine Widerstandskraft gegen andere Belastungen. Schon ein relativ geringer zusätzlicher Schaden des Gehirngewebes, beispielsweise durch Alzheimer-Veränderungen (also Plaques und Neurofibrillen) oder einen größeren Schlaganfall, kann dann schon ausreichen, um das Gehirn so weit zu schädigen, dass seine Leistungskraft stark eingeschränkt wird, das Erinnerungsvermögen schwindet und eine Demenz auftritt.

David Snowdon konnte diesen Zusammenhang an seinen Nonnen sehr deutlich zeigen: Er untersuchte die Gehirne und Geschichten von 102 Schwestern mit dem Fokus auf den Zusammenhang von Mini-Schlaganfällen und Demenz. Dabei fand er heraus, dass 93 Prozent der Schwestern, die eine Demenz entwickelt hatten, neben einer gewissen Dichte von Alzheimer-Veränderungen im Gehirn auch Mini-Schlaganfälle erlitten hatten. Im Gegensatz dazu waren nur 57 Prozent *der* Schwestern dement geworden, die ebenfalls »Alzheimer-Gehirne« hatten, dabei aber keine leichten Schlaganfälle aufwiesen. Die Mini-Schlaganfälle hatten das Risiko, dement zu werden, also fast verdoppelt. Snowdon schloss daraus, dass Schwestern mit Schlaganfällen schon bei einer vergleichsweise geringen Zahl von Neurofibrillen in der Großhirnrinde Demenz-Symptome entwickeln. Schwestern ohne die zusätzlichen Schlaganfallschäden entgingen hingegen häufig der Demenz, obwohl auch ihre Gehirne stark von Alzheimer-Veränderungen angegriffen waren. Den »einfachen« Schaden aufgrund der Alzheimer-Veränderungen konnten viele Gehirne offensichtlich noch mit den verbleibenden Nervenzellen abfangen – die Doppelbelastung durch Alzheimer und Schlaganfälle jedoch nicht mehr.

Bluthochdruck gilt dabei als Risikofaktor Nummer eins für größere und kleinere Schlaganfälle und damit auch als großer Risikofaktor für eine Demenz. Viele Studien zeigen inzwischen, dass Menschen mit erhöhtem, unbehandelten Blutdruck im mittleren Lebensalter dann im fortgeschrittenen Alter ein stark erhöhtes Demenzrisiko haben.[20] In einer großen Studie mit 3703 Männern japanischer Herkunft führte ein diastolischer Blutdruck von 90 bis 94 (zum Beispiel 140/90), also ein Wert, der laut Weltgesundheitsorganisation (WHO) einem nur leicht erhöhten Blutdruck entspricht, zu einer Risikoerhöhung um den Faktor 3,6. Ab einem diastolischen Wert von 95 stieg das Risiko für eine Alzheimer-Demenz um den Faktor 4,6. Dagegen fand sich bei einem behandelten Bluthochdruck kein signifikant erhöhtes Risiko. Menschen, die mit einem unbehandelten Bluthochdruck leben, haben also ein vier bis fünf Mal höheres Risiko, im späteren Alter an einer Demenz zu erkranken, als Menschen mit normalem oder niedrigem Blutdruck.

Leider ist unbehandelter Bluthochdruck in Deutschland besonders weit verbreitet – und damit ein recht ausgeprägter Risikofaktor für eine Demenz im Alter. Denn hier wird der Bluthochdruck bei rund 60 Prozent der Betroffenen zwischen 35 und 65 Jahren nicht behandelt. Das sind sehr viel mehr als in den USA, wo nur 34 Prozent der Menschen mit Bluthochdruckproblemen nicht angemessen behandelt werden.[21] Die Gründe für das Versäumnis sind unterschiedlicher Natur. Sowohl Betroffene als auch Hausärzte nehmen das Problem offensichtlich nicht ernst genug. Vermutlich, weil der erhöhte Blutdruck im mittleren Lebensalter häufig keine besonderen Beschwerden verursacht und die Gefahr für Herz, Kreislauf und Gehirn unterschätzt werden.

Weitere Risikofaktoren

Diabetes mellitus, eine Erkrankung, die auch unter der Bezeichnung Altersdiabetes oder Diabetes Typ 2 bekannt ist, führt häufig zu einer ausgeprägten Veränderung der Blutgefäße im Gehirn (auch als Mikroangiopathie bezeichnet). Insofern verwundert es nicht, dass eine Demenz mit vaskulärer Komponente (also Schädigungen der Blutgefäße im Gehirn) bei Typ-2-Diabetikern zwei bis drei Mal häufiger als in der Normalbevölkerung auftritt.[22] Es könnte sein, dass eine optimale Einstellung des Stoffwechsels hier auch, ähnlich wie beim Bluthochdruck, das Demenzrisiko senkt. Allerdings fehlen dazu noch endgültig überzeugende Studien. Erschwerend kommt bei der Diabetes hinzu, dass die Erkrankung offensichtlich zusätzlich auch zu überdurchschnittlich vielen Alzheimer-Veränderungen und Nervenschädigungen führt. Das Risiko für eine Alzheimer-Demenz ist bei Menschen mit Diabetes mellitus deshalb doppelt so hoch wie bei anderen Menschen.[23]

Daneben gibt es noch eine ganze Reihe weiterer Krankheiten und gesundheitlicher Beschwerden, die direkt oder indirekt die Durchblutung des Gehirns beeinträchtigen, das Risiko für Durchblutungsstörungen und Mini-Schlaganfälle erhöhen und damit das Risiko für eine Demenz im Alter:

Übergewicht führt häufig zu Bluthochdruck und damit zu den oben beschriebenen Problemen und einem erhöhten Demenzrisiko.[24] Dabei gilt bei älteren Menschen ein Body-Mass-Index (BMI) ab 30 als so übergewichtig, dass aus ärztlicher Sicht eine Behandlung mit Diät und Bewegungsprogramm empfohlen wird. Der Body-Mass-Index, auch mit dem Begriff »Körpermassenzahl« übersetzt, berechnet sich dabei so: Man dividiert das Körpergewicht durch die Körpergröße im Quadrat. Der Body-Mass-Index für eine Frau, die 60 Kilogramm wiegt und 1,60 Meter groß ist, wäre dementsprechend: 60 dividiert durch 1,60 im Quadrat. Das Ergebnis wäre: 24, also Normalgewicht. Für 30-Jährige gilt ein BMI bis 25 als normal. Für 60-Jährige gilt ein Wert bis 27 als normal. Allerdings sind die BMI-Werte nur als grobe Richtwerte zu sehen, weil sie nicht auf individuelle Besonderheiten des Körpers (Statur, Verhältnis von Fett- zu Muskelmasse) eingehen.

Ein erhöhter Cholesterinspiegel (ab 6,5 Millimol/Liter) begünstigt die Entstehung von Arteriosklerose und erhöht deshalb das Demenzrisiko im Alter.[25] Durch die Behandlung erhöhter Blutfettwerte mit Cholesterin-Synthesehemmern konnte das Demenzrisiko in Studien allerdings reduziert werden.

Auch ein erhöhter Homocysteinspiegel, der zum Beispiel als Folge eines Folsäuremangels auftreten kann, erhöht das Risiko für eine Demenz, weil übermäßig viel Homocystein im Blut die Gefäßwände schädigt und Herz-Kreislauferkrankungen sowie Mini-Schlaganfälle begünstigt.[26]

Rauchen ist für das Herz-Kreislaufsystem mindestens so belastend wie Bluthochdruck. Raucher haben deshalb ein deutlich erhöhtes Risiko, an einer Demenz zu erkranken.[27] Altbundeskanzler Helmut Schmidt scheint natürlich das lebende Gegenbeispiel zu sein. Sein Geist scheint kein Stück getrübt von den Tausenden Zigaretten, die er in seinem Leben rauchte. Dennoch gilt: Auch wenn das anregende Nikotin der Zigarette den Geist kurzfristig belebt, auf lange Sicht schadet es der Leistungskraft unseres Gehirns extrem. Wer das Rauchen aufgibt, kann dagegen sofort mit besseren Prognosen rechnen: Ältere Menschen, die das Rauchen spät aufgegeben hatten, unterscheiden sich im Risiko nicht mehr nennenswert von lebenslangen Nichtrauchern.

Man weiß heute also, dass es eine ganze Reihe von chronischen Gesundheitsbelastungen gibt, die das Risiko erhöhen, im Alter an einer Demenz zu erkranken. Und man hofft, dass im Gegenzug das Alzheimer-Risiko eines Menschen sinkt, wenn chronische Erkrankungen gut behandelt werden, Blutdruck, Blutzuckerwerte, Cholesterin- und Homocystein-Werte gut eingestellt sind, das Gewicht im Normalbereich liegt und die Angewohnheit zu rauchen der Vergangenheit angehört.

Demenzprävention funktioniert

Dass diese Art der Demenzprävention relativ einfach und erfolgreich funktionieren kann, zeigt derzeit eine große Studie im Raum München. Über 2500 Frauen und Männer im

Landkreis Ebersberg (Oberbayern) im Alter ab 55 Jahren nehmen an der Studie Invade (Interventionsprojekt zerebrovaskuläre Erkrankungen und Demenzen im Landkreis Ebersberg) teil. Die Studie, die von den Ärzten des Landkreises Ebersberg gemeinsam mit der Krankenkasse AOK und der Klinik und Poliklinik für Psychiatrie und Psychotherapie sowie der Neurologischen Klinik der Technischen Universität München durchgeführt wird, begann im Jahr 2004 und wird bis 2012 fortgesetzt.[28]

Die Invade-Studie

Zu Beginn der Studie wurden alle Teilnehmer erst einmal gründlich auf ihre Schlaganfall-Risikofaktoren hin untersucht und nach ihren Lebensgewohnheiten befragt. Ganz oben auf der ärztlichen Fahndungsliste standen Bluthochdruck, Diabetes mellitus, Fettstoffwechselstörungen und andere Blutwerte, die mit einem erhöhten Risiko für Alzheimer korrelieren. Mit Hilfe eines Fragebogens wurden außerdem die Lebensgewohnheiten der Probanden vom Alkoholkonsum über das Rauchen bis zur sportlichen Betätigung protokolliert. Alle Daten wurden akribisch dokumentiert und in einer Datenbank ausgewertet.

Wie erwartet waren Risikofaktoren in der Stichprobe weit verbreitet: Fast die Hälfte der Studienteilnehmer hatte einen erhöhten Blutdruck. Viele Teilnehmer hatten erhöhte Cholesterinwerte (Hypercholesterinämie), Diabetes mellitus und Übergewicht. Rauchen und Bewegungsmangel waren die häufigsten ungesunden Lebensgewohnheiten. Vielfach waren diese Risikofaktoren noch nicht einmal erkannt oder die zugrunde liegenden Erkrankungen nicht ausreichend kontrolliert worden.

Experten aus der Klinik und der Technischen Universität München erstellten für jeden der Studienteilnehmer aufgrund seiner Werte und Angaben ein individuelles Risikoprofil und entwickelten ein individuelles Gesundheitsprogramm für jeden Teilnehmer. Risikoprofil und Behandlungsvorschläge wurden dem Hausarzt zurückgesandt. Vierteljährlich besuchen die Probanden nun ihren Hausarzt. Der individuelle Gesundheitsplan wird Stück für Stück umgesetzt. Durch die hausärztliche Behandlung im Rahmen der Studie konnten bei den Teilnehmern bereits nach zwei Jahren fast alle Demenzrisikofaktoren stark reduziert oder sogar beseitigt werden. Vor allem die Blutwerte und der Blutdruck rutschten bei vielen Ebersbergern unter der regelmäßigen Kontrolle in die Normalbereiche. Viele gaben das Rauchen auf.

Die Teilnehmer der Invade-Studie können mit einer gewissen Berechtigung auf ein langes Leben ohne Demenz hoffen. Dabei hatte es die Studie nicht einmal geschafft, das persönliche Gesundheitsverhalten besonders zu verbessern: Zu mehr Bewegung konnte die Studie nur die wenigsten anregen. Auch ans Abnehmen dachten die meisten Teilnehmer nicht, obwohl sie durch die Untersuchung und ihren Arzt die Risiken, die vom Übergewicht ausgehen, klar vor Augen hatten.

Das Fazit? Man muss nicht einmal sein ganzes Leben ändern, um Demenz vorzubeugen. Chronische Krankheiten und Blutwerte im Griff zu haben und das Rauchen aufzugeben, hilft schon ein ganzes Stück weit. Oder wie Horst Bickel, Epidemiologe an der TU München, feststellt: »Die Bedeutung einer erfolgreichen Prävention von Demenzerkrankungen kann gar nicht überschätzt werden.«[29]

Auch jedem, der nicht an einer Studie teilnimmt, sei deshalb angeraten: Gehen Sie regelmäßig zu den Vorsorgeuntersuchungen. Und falls Ihr Arzt einen Bluthochdruck bei Ihnen entdeckt, eine leichte »Altersdiabetes«, erhöhte Cholesterinwerte oder andere chronische Leiden feststellt:

Geben Sie sich nicht mit einer mittelmäßigen Behandlung Ihrer körperlichen Erkrankungen zufrieden – auch wenn Sie derzeit vielleicht subjektiv gar keine Probleme aufgrund der Erkrankung haben. Denn letztlich ist das Behandlungsziel nicht ein größeres subjektives Wohlbefinden im mittleren Lebensalter, sondern der bessere Schutz der Organe für Ihr Leben mit 70 und mehr Jahren. Die optimale Einstellung sollte dabei ein Leben lang ein Anliegen sein – besonders auch im hohen Alter, um das Gehirn optimal zu schützen.

Und: Prägen Sie sich die Symptome eines Schlaganfalles ein (siehe Infokasten Seite 65). Denn nur die schnelle Behandlung kann verhindern, dass größere Areale des Gehirns irreversibel geschädigt werden, falls man einen Schlaganfall erleidet.

Schlaganfall-Notfallplan:
So erkennen Sie einen Schlaganfall

Anzeichen für einen Schlaganfall sind: plötzliche Schwäche, Taubheitsgefühle auf einer Körperseite oder auch das Gefühl, verwirrt zu sein, nicht mehr richtig sprechen oder nicht mehr richtig sehen zu können. Schwindel, Gleichgewichtsstörungen und ernsthafte Kopfschmerzen, die man sich nicht erklären kann, können auf einen Schlaganfall hinweisen.

Häufig ignoriert werden leider auch die Mini-Schlaganfälle (auch Transitorische Ischämische Attacke, TIA). Hier zeigen sich die Symptome eines Schlaganfalls oft nur für wenige Minuten – und werden häufig nicht weiter beachtet, zum Beispiel eine kurze Sprach- oder Sehstörung. Doch auch diese Symptome rechtfertigen eine ärztliche Begutachtung. Denn auch hier gilt: Wenn der Mini-Schlaganfall erst einmal nur ein winziges Hirnareal von der Sauerstoffversorgung abschneidet, so führt er über eine Kette von

Oxidationsprozessen im Gewebe doch zu einem sehr viel größeren Schaden im Gehirn. Außerdem gelten TIAs als Anzeichen für einen größeren Hirninfarkt – wer eine TIA ernst nimmt und abklären lässt, kann häufig einem großen Schlaganfall vorbeugen.

Wenn Sie bei sich oder Ihrem Partner die Anzeichen eines Schlaganfalls bemerken, rufen Sie deshalb sofort den Notarzt. Tun Sie es Ihrem Gehirn zuliebe. Medikamente wirken am besten in den ersten Stunden nach dem Schlaganfall.

Ein einfacher Test zur Erkennung eines Schlaganfalls durch Laien ist die Cincinnati Prehospital Stroke Scale (CPSS). US-Mediziner haben diesen simplen Test vorgestellt, mit dem auch ungeübte Personen innerhalb einer Minute einen Schlaganfall relativ sicher erkennen können. Sie müssen beurteilen, ob ein Patient normal lächelt, beide Arme heben und halten beziehungsweise einen einfachen Satz verständlich formulieren kann.

- Bitten Sie die Person zu lächeln. (Das Gesicht wird bei Lähmung einseitig verzogen.)
- Bitten Sie die Person, einen einfachen Satz nachzusprechen. Zum Beispiel: »Ich benötige keine Hilfe.« (Der Satz muss korrekt wiederholt werden, die Sprache darf nicht verwaschen sein.)
- Bitten Sie die Person, gleichzeitig beide Arme nach vorne zu heben. Die Handflächen sollen dabei nach oben zeigen. (Bei einer Lähmung kann ein Arm nicht gehoben werden bzw. sinkt oder dreht sich, vor allem bei geschlossenen Augen, ab.)

Falls der Patient Probleme mit einem dieser Tests hat, soll sofort ein Notarzt gerufen werden und die Symptome der Person bereits am Telefon beschrieben werden. So wissen die Notärzte bereits beim Eintreffen, was zu tun ist. Studien zeigen, dass mit diesem simplen Test viele Schlaganfälle sehr schnell erkannt werden können.[30] Aufgrund der dadurch gewonnen Zeit sinkt die Wahrscheinlichkeit, dass der Patient bleibende Schäden davonträgt.

Risiko Kopfverletzungen

Ein Risikofaktor für Demenz, der nichts mit chronischen Krankheiten zu tun hat und häufig unterschätzt wird, sind Kopfverletzungen – die zum Teil auch schon Jahre zurückliegen können. Ähnlich wie bei einem Schlaganfall können auch nach einem Sturz beim Skilaufen, Snowboarden, Inlineskaten oder Radfahren Verletzungen im Gehirn auftreten, die letztlich relativ große Areale zerstören. Häufig hatte man als junger Mensch nicht einmal nachhaltige Probleme aufgrund der Verletzung. Die extrem anpassungsfähigen Nervenzellen des Gehirns gleichen den Schaden aus. Aber im Alter, wenn andere Schäden wie Alzheimer-Veränderungen oder Schlaganfälle dazukommen, steigt bei Personen, die im mittleren Alter oder als junge Menschen einen schweren Sturz mit Schädel-Hirn-Trauma erlebt haben, das Risiko, an einer Demenz zu erkranken.[31] Aus Sicht des Gehirns sollten deshalb Helme beim Radfahren und Skilaufen längst Pflicht sein.

Aus dessen Perspektive ist daher auch Boxen die dümmste aller Sportarten, deren Ziel ja die direkte Schädigung des gegnerischen Hirns ist. Studien zeigen, dass die schweren Schläge auf den Kopf das Gehirn der Boxer so sehr im Schädel erschüttern, dass bei Boxern winzige Blutungen und vermehrte neurodegenerative Veränderungen auftreten.[32] Man vermutet, dass beispielsweise der Boxer Mohammed Ali unter anderem bereits mit 40 Jahren an der Parkinson-Erkrankung litt, weil er als Profi einige sehr harte Kopfschläge einzustecken hatte. Als »Dementia pugilistica« hat die »Faustkämpferdemenz« heute sogar einen eigenen Namen. Manchmal gehen die Kämpfe sogar noch dramatischer aus als mit einer Demenz im Alter: Der südkoreanische Box-Profi Choi Yo Sam starb im Januar 2008 nach einem Kampf – kurz vor Sams Sieg hatte sein Gegner aus Indonesien ihm noch einen harten Schlag versetzt. Sam gewann den Kampf, verlor aber sein Leben. Im Krankenhaus erklärten die Ärzte den bewusstlosen Boxer für hirntot. Natürlich sind Kopfschläge im Schul-Boxsport streng verboten. Hier geht es eher um das Spiel und den Kampf, nicht um das K.O. Trotzdem wird eine ganze Reihe von Kindern, inspiriert vom Schulsport, in den richtigen Boxsport wechseln – und damit ihre Hirngesundheit aufs Spiel setzen.

Ähnliche Folgen können allerdings auch Kopfbälle im Fußball haben. Nur mit der Stirn und hoher Körperspannung und der richtigen Technik hält unser Kopf den Kontakt mit einem geschossenen Ball einigermaßen aus. Trifft der Ball den Kopf ungünstig oder von der Seite, kann es zu Gehirnerschütterungen und Bewusstlosigkeit kommen. Gesund ist das Kopfballspielen nicht.

Depression – Gift fürs Gehirn

Nicht nur unsere körperliche Gesundheit und der Schutz vor Stürzen und Schlägen entscheiden darüber, ob unser Gehirn lange gesund bleibt. Auch die Psyche hat Einfluss auf die Gesundheit und Leistungskraft unseres Gehirns.

Eine Erkenntnis, die sich in den letzten Jahren immer weiter verdichtet hat, ist beispielsweise, dass die Depression das Risiko für eine Demenz enorm nach oben treibt. 2006 lieferte Raymond Ownby von der Miller School of Medicine der Universität Miami den Beweis dafür. Ownby und seine Kollegen werteten Dutzende von Studien aus, die den Zusammenhang von Demenz und Depression untersuchten. Die Ergebnisse der 20 besten Studien wurden in einer Meta-Analyse genauer unter die Lupe genommen. Insgesamt waren dies Daten von mehr als 100.000 Menschen aus acht Ländern von den USA bis Israel.[33] Die Wissenschaftler kommen zu dem Schluss: Wer im Laufe seines Lebens an Depressionen leidet, hat im Alter ein doppelt so hohes Risiko, an einer Alzheimer-Demenz zu erkranken. Damit bestätigen Ownby und seine Kollegen eine Annahme auf breiter wissenschaftlicher Basis, die schon einzelne Studien vorher nahegelegt hatten.

Faktor Dauerstress?

Die Frage, warum und wie Depression und Demenz genau zusammenhängen, konnte Ownby in seinen Untersuchungen allerdings nicht beantworten. Diese Frage ist bis heute nicht geklärt. Eine Vermutung ist, dass eine Depression den Menschen unter Dauerstress setzt – das Leben kommt einem unter dem Einfluss einer Depression häufig als Überforderung und extrem belastend vor. Der Körper produziert vermehrt Stresshormone wie Cortisol. Zugleich ist die Produktion der Stress abbauenden Hormone wie Serotonin häufig gestört. Es kommt zu einer Dauerbelastung des Gehirns mit Stresshormonen – die wiederum die Nervenzellen schädigen können. Gesund für das Gehirn wäre es deshalb vermutlich, die Depression so früh wie möglich zu behandeln und depressive Episoden mit Hilfe von Psychotherapie oder auch mit Medikamenten möglichst kurz zu halten.

Eine Depression leistet außerdem auch anderen Risikofaktoren Vorschub, die eine Demenz begünstigen. Menschen mit Depression erkranken häufiger an koronaren Herzerkrankungen (Erkrankung der Herzkranzarterien) und an anderen chronischen Leiden. Diese Erkrankungen gelten ja gleichzeitig als Risikofaktoren für Demenz. Insofern ist die Depression an sich wohl vielleicht nicht der Hauptgrund für das größere Demenzrisiko der Betroffenen, sondern eher der Schubs, der eine Abwärtsspirale in Bewegung bringt. Die frühe Diagnose und Behandlung einer Depression könnten insofern nicht nur den Risikofaktor Demenz, sondern die gesamte Abwärtsspirale stoppen.

Immerhin erkranken schätzungsweise 20 bis 30 Prozent der Deutschen einmal in ihrem Leben an einer Depression. Nur relativ wenige Menschen gehen mit ihren Beschwerden schnell zum Arzt und erzählen offen von ihren Problemen und dass sie sich psychisch unwohl fühlen. Viele Menschen bleiben über Jahre mit ihren Beschwerden alleine. Zum Teil wissen sie selbst nicht, was mit ihnen los ist. Manche schämen sich auch, fühlen sich als Versager oder denken, dass diese Episode der schlechten Stimmung von selbst wieder aufhört. In Hinblick auf die Hirngesundheit ist Abwarten allerdings keine empfehlenswerte Methode. Hier ist Aufklärung gefragt, aber auch ein waches Auge des Hausarztes für psychische Veränderungen seiner Patienten. Zudem senkt eine sinnvolle Behandlung beim erstmaligen Auftreten von Depression das Risiko eines späteren Rückfalls. Für die Depression gilt dabei ebenso wie beim Bluthochdruck: Man ist nie zu alt für eine gute Behandlung! Denn nicht behandelte depressive Verstimmungen im Alter können eine Demenz unnötig verstärken. Derzeit ist man in Deutschland von einer guten psychotherapeutischen oder psychiatrischen Versorgung älterer Menschen allerdings noch weit entfernt. Der Anteil der über 60-jährigen Kassenpatienten in psychotherapeutischer Behandlung beträgt derzeit nur unter ein Prozent! Dabei berichten Ärzte aus ihren Praxen, dass der Anteil von Menschen mit psychischen Problemen in den älteren Jahrgängen mindestens so hoch ist wie bei den Jungen! Sie stufen 15 bis 20 Prozent ihrer älteren Patienten (über 60) als psychisch krank ein.[34] Sehr viele ältere Menschen leben offensichtlich mit einer Depression, mit psychischem Unwohlsein als Reaktion auf belastende Lebensereignisse oder mit Ängsten, ohne dass sie angemessen behandelt werden. Die Ursache dafür liegt auf beiden Seiten: Gerade ältere Menschen tun psychische Schwierigkeiten häufig als nicht der Rede wert ab und fragen nur sehr selten ihren Arzt nach Unterstützung. Aber auch Hausärzte sind gerade bei älteren Patienten offensichtlich wenig aufmerksam für die Psyche und empfehlen ihrerseits auch nur extrem selten den Gang zum Psychiater oder Psychotherapeuten. Das ist tragisch für das alltägliche Leben, aber auch in Hinblick auf das spätere Alter ein Drama.

Depression ist eine ernstzunehmende, immer stärker um sich greifende Erkrankung. Sie ist kein Anlass für Scham. Unter www.kompetenznetz-depression.de finden Betroffene und Angehörige Unterstützung. Literaturtipps siehe Anhang.

Demenz – ein berechenbares Risiko?

Letztlich kennt man heute so viele berechenbare Risikofaktoren für Demenz, dass Wissenschaftler vom Karolinska-Institut in Stockholm mit Hilfe einer Langzeitstudie eine »Demenz-Risiko-Formel« errechnet haben, die sie im Jahr 2006 veröffentlichten.[35] Die Formel setzt sich aus den Daten über die typischen und durch andere Studien bekannten Risikofaktoren für eine Demenz im Alter zusammen:

Blutdruck, Cholesterinwerte, Grad körperlicher Bewegung, Gewicht (Body-Mass-Index). Dazu kommt das Bildungsniveau, das ebenfalls eng mit dem Auftreten einer Alzheimer-Demenz im Alter korreliert: Menschen mit langer Schulbildung und Hochschulabschluss entwickeln im Alter seltener eine Demenz als Menschen, die nur wenige Jahre zur Schule gingen. Auf das Thema »Bildungsgrad« gehen wir in Kapitel 3 (»So stärken Sie Ihr Gehirn«) noch ausführlich ein, deshalb sei es hier nur kurz erwähnt.

Für die Studie der Schweden wurden 1409 Teilnehmer mit durchschnittlich 50,4 Jahren eingehend untersucht. Aus den Untersuchungsergebnissen wurde ihr persönlicher Demenzrisikofaktor errechnet. 20 Jahre später, mit durchschnittlich 71,3 Jahren, wurden die Teilnehmer wieder untersucht und ihr geistiger Zustand geprüft. Das Resultat: Menschen mit einem hohen Risikofaktor bei der ersten Untersuchung waren 20 Jahre später wirklich signifikant häufiger an einer Demenz erkrankt. Offensichtlich kann man schon anhand des Gesundheitszustandes beziehungsweise anhand bestimmter gesundheitlicher Probleme und der (ungünstigen) Lebensgewohnheiten im mittleren Lebensalter ablesen, wer langsam, aber stetig auf eine Altersdemenz in 20 Jahren zusteuert und wer nicht. Die gute Nachricht daran: Wer sich um seine Risikofaktoren und seine Gesundheit kümmert, hat gute Chancen, der Statistik ein Schnippchen zu schlagen und ohne Gedächtnisverlust und Demenz alt zu werden!

Aktiver Schutz für die Gehirngesundheit

Stellen Sie sich vor: Sie haben all Ihre kleinen und großen Gesundheitsprobleme im Griff. Ihr Blutdruck ist in Ordnung, Sie haben das Rauchen aufgegeben und gehen regelmäßig zu den Vorsorgeuntersuchungen zum Arzt. Sie haben also alles getan, um die Risikofaktoren, die eine Demenz begünstigen, zu minimieren.

Und stellen Sie sich jetzt vor, Sie könnten noch mehr tun, um Ihr Gehirn in Form zu halten, um die Leistungskraft Ihrer grauen Zellen in den nächsten Jahren zu sichern oder vielleicht sogar zu verbessern. Würden Sie aktiv werden?

Bewegung: Den Geist auf Trab bringen

Der einfachste Weg, um Ihrem Gehirn eine Extraportion Pflege zukommen zu lassen, wäre ein täglicher Spaziergang. Sehr viele Menschen, die im hohen Alter geistig agil sind, schwören auf das Spazierengehen. Sie tun es mit Leidenschaft und haben häufig im Gehen ihre besten Ideen. Johann Wolfgang von Goethe inspirierten seine ausgedehnten Wanderungen zu den schönsten Versen, wie das Gedicht »Über allen Gipfeln«, das er mangels Papier direkt auf die Bretterwand eines Jagdhauses in der Nähe von Ilmenau schreiben musste.

Der amerikanische Philosoph und Schriftsteller Henry David Thoreau (1817–1862) schrieb sogar ein Buch über *Das Spazieren*, in dem er die Freude, die das Schlendern durch die Landschaft bringt, und den Nutzen dieser Art der Bewegung für die Gesundheit auf knapp 100 Seiten so anschaulich beschreibt, dass man nach den ersten Seiten Lektüre sofort loslaufen möchte.[36] Dass Thoreau vom Spazieren schwärmte, ist jetzt fast 200 Jahre her. Inzwischen hat die Wissenschaft herausgefunden, dass es ziemlich einleuchtende biologische Zusammenhänge gibt, die das Spazieren und überhaupt die regelmäßige Bewegung zum wahren Lebenselixier machen.

Vor allem die Studien, die sich mit dem »gesunden« oder auch »erfolgreichen« Altern beschäftigen, haben den

Zusammenhang zwischen Lebensqualität im Alter und Bewegung inzwischen an Tausenden von Studienteilnehmern aus aller Welt eindrücklich herausgearbeitet.[37] Menschen, die in Bewegung bleiben, brauchen häufig erst sehr viel später Hilfe und Unterstützung bei Alltagsaufgaben und entwickeln weniger chronische Erkrankungen als Faulpelze. Und zufriedener sind sie auch.

Dabei wirkt sich Bewegung ganz offensichtlich nicht nur günstig auf die allgemeine Gesundheit aus, sondern auch ganz speziell auf die Gesundheit unseres Gehirns. In einer Langzeitstudie mit 1740 Teilnehmern über 65 konnte der Internist und Leiter des amerikanischen Group Health Center for Health Studies, Eric Larson, zeigen, dass die Menschen, die sich mindestens drei Mal wöchentlich sportlich betätigen können, sehr viel seltener an einer Demenz erkrankten als die bewegungsarmen Studienteilnehmer.[38] In neueren Studien konnte sogar gezeigt werden, dass ein leichtes Walkingprogramm oder ein ausgiebiger Spaziergang täglich die geistige Fitness sogar bei denjenigen alten Menschen zumindest ein wenig verbessern, die bereits leichte Gedächtnisschwierigkeiten haben.[39]

Das Geheimnis von Okinawa: Wie das Altwerden in Bewegung aussieht, zeigen wohl am anschaulichsten die vielen Senioren auf der japanischen Insel Okinawa. Okinawa wird auch als Insel der Hundertjährigen bezeichnet, weil hier schon immer ungewöhnlich viele Menschen sehr alt wurden. Wenn man den 92-jährigen ehemaligen Schreiner Jinmatsu Taira oder die frühere Bäuerin und Marktfrau Ushi Okushima befragt, die zum Zeitpunkt des Gesprächs bereits 101 Jahre alt war, dann berichten alle Ähnliches: Bewegung und Tätigkeit stehen neben der Ernährung ganz vorne auf der Liste des guten Lebens, und weder dem Schreiner noch der Bäuerin würde in den Sinn kommen, sich »zur Ruhe zu setzen«.[40] Im Gegenteil, Taira spielt täglich mit anderen Senioren Gateball, eine japanische Variante des englischen Krocketspiels. Und Okushima bestellt auch mit über 100 noch ihren Garten selbst und läuft alle Wege zu Fuß – so wie alle Alten auf Okinawa. Die japanischen Supersenioren werden dabei nicht nur besonders alt, sondern sie haben auch weniger alterstypische Verletzungen, wie Oberschenkelhalsbrüche, und leiden nur halb so häufig an einer Altersdemenz wie die restlichen Japaner. Beides führen Forscher auf den gesunden Lebensstil mit viel Bewegung zurück.

Warum tut Bewegung unserem Körper und auch dem Geist so gut? Die Antwort ist vielfältig: Zum einen wirkt sich regelmäßige Bewegung günstig auf unseren Stoffwechsel aus. Menschen, die sich regelmäßig bewegen, haben weniger Probleme mit ihrem Gewicht, und sogar einen Altersdiabetes bekommen viele mit Hilfe einer gesunden Ernährung und ausreichend Bewegung in den Griff. Bewegung stärkt außerdem die Knochen und beugt so Osteoporose und damit der häufigen Brüchigkeit der Knochen im Alter vor. Auch die Muskeln profitieren von der regelmäßigen Belastung beim Spazierengehen oder Sport, ebenso wie das Koordinationsvermögen. Deshalb stürzen Menschen, die sich viel bewegen, meist seltener.

Neuere Studien legen sogar die Annahme nahe, dass Bewegung den Alterungsprozess im Gehirn günstig beeinflussen kann. Man konnte bei einer Gruppe älterer Menschen zeigen, dass Aerobic im Alter dazu führt, dass der Hippocampus weniger schrumpft als bei anderen älteren Menschen, die keinen Ausdauersport betreiben.[41] Ein gewisser Verlust an Nervenzellen und infolgedessen ein Schrumpfen der Hirnsubstanz ist im Alter statistisch normal. Allerdings ist der Hippocampus das Zentrum für Gedächtnis und Orientierung, und viele kognitive Beschwerden im Alter bis hin zur Demenz werden in direktem

Zusammenhang mit dem Verlust von Nervenzellen im Hippocampus gesehen.

Die Erfahrung von Winston Churchill, der 91 Jahre alt wurde und einem Reporter auf die Frage, wie man so ein hohes Alter erreichen könne, mit dem knappen »no sports« antwortete, kann wohl als Ausnahme gelten. Mehr Chancen auf ein hohes und gesundes Alter haben Menschen, die sich bewegen. Und vermutlich hat Churchill selbst auch den Spruch nicht ganz so ernst gemeint. Er nahm nämlich auch mit 70 noch zu Pferd an Fuchsjagden teil – ein durchaus sportliches Unterfangen. Das Fazit? Bewegen Sie sich! Laufen Sie ab heute zum Einkaufen, gehen Sie nachmittags eine halbe Stunde spazieren, halten Sie sich einen Hund oder suchen Sie sich eine Sportart, die Sie mögen.

Doch wie schafft man den Anfang, wenn einem der Spaß am Sport nicht in die Wiege gelegt ist? Es gibt einen Trick, der beim Joggen, aber auch bei anderen Sportarten funktioniert: »Man muss vier Wochen regelmäßig laufen, auch wenn es einem sehr schwerfällt – vier Wochen lang ist das grauenvoll, das gebe ich sofort zu – aber danach hat man eine neue Wertigkeit«, meint Lauftrainer Ulrich Strunz. Mit diesem Trick hat Strunz schon träge Manager und unsportliche Mitt-Sechziger zu passionierten Läufern gemacht. Probieren Sie es aus. Gehen Sie für einige Wochen stur jeden Tag spazieren. Oder jeden zweiten Tag langsam joggen. Oder einmal pro Woche zum Rückentraining. Oder zum Badminton. Oder zum Tanzen. Danach werden die meisten Menschen das Gefühl haben, dass sie etwas vermissen, wenn sie sich nicht bewegen – und weiter in Bewegung bleiben.

Natürlich gibt es noch die Menschen, die sagen: Bewegung um der Bewegung willen macht mir einfach keinen Spaß. Spazierengehen langweilt mich und Fitnesscenter hasse ich sowieso. Dann machen Sie es wie Schwester Nicolette von den Schulschwestern von Notre Dame: Verbinden Sie Bewegung mit einer nützlichen Tätigkeit, die Sie mögen.

Bewegung im Alltag: Schwester Nicolette wurde zu ihrem siebzigsten Lebensjahr Gemeindeschwester, in gewisser Weise ihr Rentnerjob. Ab da lief sie täglich viele Kilometer, um ihre Schützlinge in der Gemeinde, die sie betreute, zu besuchen. Die Jahre vergingen und Schwester Nicolette blieb geistig und körperlich so fit wie eh und je. Bald war sie eine der letzten lebenden Schwestern ihres Jahrgangs. Bei einer seiner Untersuchungen, Schwester Nicolette war inzwischen über 90 und tat immer noch jeden Tag ihre Arbeit als Gemeindeschwester, fragte David Snowdon Schwester Nicolette: Was glauben Sie? Warum sind Sie gesünder geblieben als Ihre Klassenkameradinnen? »Ich habe da ein Bewegungsprogramm«, antwortete Schwester Nicolette. »Ich gehe täglich mehrere Meilen zu Fuß.«

Intuitiv hatte sie den Nagel auf den Kopf getroffen. »Bewegung ist eine der verlässlichsten Methoden zur Erhaltung kardiovaskulärer Gesundheit, deren segensreiche Wirkung sich in jedem Alter entfaltet«, resümiert Snowdon.[42] All das Herumlaufen als Gemeindeschwester hatte unter anderem dazu beigetragen, Schwester Nicolette selbst beweglich und eine potenzielle Osteoporose in Schach zu halten. Auch ihr Gehirn konnte nur davon profitieren. Bewegung fördert die Durchblutung und versorgt das Gehirn mit dem Sauerstoff und den Nährstoffen, die es für ein optimales Funktionieren benötigt. Darüber hinaus reduziert Sport die Stresshormone und vermehrt die chemischen Stoffe, die die Gehirnzellen ernähren; diese Veränderungen wiederum tragen zur Abwehr von Depressionen sowie einiger Hirngewebsschädigungen bei. »Auf diese Weise schützen wir nicht nur Herz und Knochen, sondern auch unser Gehirn«, erklärt Snowdon. Und: »Zum Anfangen ist es nie zu spät.«

Gerade bei Tätigkeiten, die einem Spaß machen, ist es auch leicht, sie mehr als nur einmal im Monat zu tun. Denn am besten wirkt sich Sport auf die Gesundheit aus, wenn man sich mehrmals pro Woche bewegt. Dabei kommt es weder auf die Geschwindigkeit noch auf die Anstrengung an. 15 bis 30 Minuten langsames Joggen oder schnelles Spazieren reichen bereits aus, um die Gesundheit zu fördern, erklärt der Gesundheitstrainer Gert von Kunhardt,[43] der sich seit Jahren mit der Frage beschäftigt, wie viel Sport eigentlich wirklich nötig ist, um Körper und Geist gesund zu halten. Eine interessante Frage, gerade für Menschen, die eher unsportlich sind oder durch körperliche Beschwerden weder eine Stunde joggen noch eine Stunde Konditionstraining im Sportcenter durchhalten würden. Es zeigt sich: Mehr als auf den rasenden Puls kommt es auf die Regelmäßigkeit der Bewegung an, denn nur dann baut der Körper Muskelmasse auf und verbessert die Sauerstoffversorgung nachhaltig. Wer nur einmal in der Woche zwei Stunden auf einmal trainiert, hat diesen gesundheitsschützenden Effekt nicht.

Ernährung: Das Gehirn isst mit

»Man ist, was man isst«, lautet ja eine Binsenweisheit, die allerdings nicht nur für unseren Körper, sondern auch für unseren Geist zutrifft. Studien haben inzwischen gezeigt, dass sich eine gesunde, eher kalorienarme Ernährung mit reichlich Obst und Gemüse positiv auf die Gesundheit unseres Gehirns auswirkt. Auch der regelmäßige Verzehr von Fisch statt Fleisch scheint unserem Gehirn gut zu bekommen. Warum genau das so ist, kann bisher nur vermutet werden: Omega-3-Fettsäuren, die in Fisch reichlich vorkommen, senken beispielsweise den Cholesterinspiegel. Folsäure (identisch mit Vitamin B9), die in grünem Blattgemüse und Weizenkeimen reichlich vorhanden ist, senkt dagegen den Homocysteinspiegel.

Sowohl erhöhte Cholesterin- als auch erhöhte Homocysteinspiegel stehen dagegen in engem Zusammenhang mit Herz-Kreislauferkrankungen und einem erhöhten Risiko für eine Altersdemenz. In der Nonnenstudie konnte David Snowdon sogar im Experiment nachweisen, dass ein niedriger Folsäurewert im Blut der Schulschwestern mit einem höherem Alzheimer-Risiko und einem stärkeren Gehirnschwund (Gehirnatrophie) korrelierte. Ähnliche Befunde zeigen auch andere Studien.

Bei vielen anderen Vitaminen ist der Schutzeffekt für das Gehirn allerdings weit weniger klar nachweisbar. In der Nonnenstudie zeigte sich für die meisten Vitamine keine Korrelation mit der Alzheimer-Erkrankung. Vor allem Vitamin C, Vitamin E und Beta-Karotin sind für antioxidative Wirkung bekannt und schützen unsere Zellen vor dem Alterungsprozess. Seit Jahren schon bevölkern sie deshalb als Anti-Aging-Vitamine den Markt. Die Untersuchungen im Rahmen der Nonnenstudie zeigten jedoch keine positiven Zusammenhänge.

Dagegen korrelierte der Gehalt an Lycopin (Karotinoid) mit der körperlichen Funktion der Schwestern. Schwestern mit niedrigen Lycopinwerten brauchten häufiger Hilfe beim Baden und Anziehen. Lycopin findet sich vor allem in Tomaten, Guaven und rosa Grapefruits. In gekochten Tomaten ist der Gehalt dabei höher als in rohen. Am besten wird das Lycopin zusammen mit etwas Fett gegessen, weil es dann vom Körper besser aufgenommen wird. Lycopin korrelierte dabei in der Nonnenstudie auch mit der Langlebigkeit der Nonnen. Sechseinhalb Jahre nach der Entnahme von Blutproben lebten von den Frauen mit hohem Lycopinspiegel noch 70 Prozent, von den anderen nur noch 13 Prozent. Allerdings war die Stichprobe in diesem Fall mit 30 Nonnen nicht besonders groß. Eine plausible wissenschaftliche Erklärung für den Zusammenhang zwischen dem Gehalt an Lycopin im Blut und einem langen Leben konnten die Wissenschaftler aufgrund der Daten auch nicht liefern.

Trotzdem: Spaghetti mit Tomatensoße kann als gesundes Anti-Aging-Essen durchgehen.

Wer dazu ab dem 55. Lebensjahr noch ein Glas Rotwein am Abend genießt, senkt sein Alzheimer-Risiko zusätzlich. Die »Rotterdam-Studie« untersuchte den Zusammenhang zwischen Alkoholkonsum und Alzheimer bei fast 8000 Menschen über sechs Jahre hinweg.[44] Das etwas erstaunliche Ergebnis: Ein wenig Alkohol pro Tag – beispielsweise ein Glas Wein – senkt das Alzheimer-Risiko signifikant. Abstinenzler hatten dagegen ebenso wie Menschen, die sehr viel Alkohol konsumieren, ein erhöhtes Demenzrisiko. Dabei scheint Rotwein besonders geeignet. Zum einen wirkt das Antioxidant Resveratrol, das in roten Weintrauben vorkommt, gefäßschützend. Zum anderen zeigen Studien im Tierversuch, dass bestimmte Inhaltsstoffe des Rotweins sich vermutlich sogar positiv auf die Stoffwechselvorgänge im Gehirn auswirken und das Entstehen des giftigen Beta-Amyloids verringern: Die Wissenschaftler um Jun Wang von der Mount Sinai School of Medicine in New York folgern deshalb: »Ein Glas Rotwein am Tag dürfte das relative Risiko für eine Alzheimer-Demenz senken.«[45]

Zu viele Getränke mit hohem Zuckergehalt scheinen dagegen das Gehirn rundum negativ zu beeinflussen, lassen Tierversuche mit Mäusen vermuten: Die Gedächtnisleistung der Mäuse ließ unter der Ernährung mit süßen Getränken rapide nach und in den Gehirnen lagerten sich verstärkt Amyloid-Plaques ab. Dongfeng Cao von der University of Alabama und seine Kollegen empfehlen deshalb: »Der kontrollierte Konsum von zuckergesüßten Getränken könnte ein effektiver Weg sein, um das Risiko zu senken, eine Alzheimer-Demenz zu entwickeln.«

Die Empfehlungen der Wissenschaft für einen Lebensstil, der das Gehirn vor einer Alzheimer-Erkrankung schützt, zeigen, dass viele Menschen vermutlich mit wenig Mühe viel für ihre Gehirngesundheit tun könnten: etwas mehr Bewegung, Wasser statt Cola, abwechslungsreiche Kost, regelmäßige Gesundheitsvorsorge. Jeder einzelne Schritt in diese Richtung ist eine lohnende Maßnahme für das Gehirn.

Das letzte Rätsel der Nonnen: Die »Gehirn-Reserve«

Gerade in den letzten Jahren mehren sich zusätzlich die Hinweise darauf, dass neben der körperlichen Gesundheit und Fitness auch die geistige und soziale Aktivität eines Menschen in engem Zusammenhang mit der geistigen Gesundheit im Alter stehen. Entscheidende Hinweise gaben auch hier wieder die 678 amerikanischen Nonnen, die David Snowdon in den neunziger Jahren so ausführlich untersuchte.

Obwohl viele der von den Nonnen gesammelten Daten die Annahmen der Wissenschaftler bestätigten, bereiteten ihnen manche Ergebnisse der Studie Kopfzerbrechen, weil sie einfach in kein Schema passten – und wieder einmal mehr klarmachten, dass es noch einiges zu erforschen und zu erklären gibt, bevor die Zusammenhänge der Alzheimer-Erkrankung und ihrer Auswirkungen auf das Leben der Betroffenen wirklich geklärt sind. Besonders deutlich machte das Schwester Bernadette. Sie verstarb Mitte der neunziger Jahre im Alter von 85, bei völliger geistiger Gesundheit und in für ihr Alter absolut angemessener Klarheit. Bei der Evaluation des Neugedächtnisses erreichte sie auch mit 85 noch acht von zehn möglichen Punkten. Bei der Autopsie sah ihr Gehirn jedoch völlig unerwartet aus: Die Nervenzellen im Hippocampus und im Neokortex waren von Fibrillen durchsetzt und von Beta-Amyloid-Plaques übersät. Die Forscher ordneten das Gehirn von Schwester Bernadette dem sogenannten Braak-Stadium 6 zu – dem letzten Stadium der Alzheimer-Erkrankung, das so gut wie immer mit einer Demenz einhergeht. Deshalb waren sich die Neuropathologen auch sicher, dass sie das Gehirn eines dementen Menschen vor sich hätten. Doch Schwester Bernadette war nicht dement gewesen!

Zerstörtes Gehirn, klarer Geist?!

Wie konnte es sein, dass das Gehirn eines Menschen so sehr zerstört und doch immer noch leistungsfähig genug für die Bewältigung des Alltags war? Die Forscher nahmen andere Untersuchungsbefunde zur Hilfe und versuchten das Phänomen zu ergründen. Dabei fanden sie heraus, dass Schwester Bernadette ungewöhnlich viel graue Hirnsubstanz hatte. Das ist der Teil des Gehirns, der von den Zellkörpern der neokortikalen Neuronen gebildet wird. Schwester Bernadettes Hirn war also offensichtlich ein extrem gut verknüpftes Gehirn.

Offensichtlich hatte Bernadettes Gehirn so viele Verknüpfungen und damit so viele »Reserven«, dass es die großen Schäden, die Plaques und Fibrillen verursacht hatten, ausgleichen konnte. Schwester Bernadette hatte sozusagen ein Superhirn, das auch große Schäden kompensieren konnte und sie so vor der Demenz schützte.

Die Vorstellung der »Gehirn-Reserve« geht dabei davon aus, dass das Ausmaß der Beeinträchtigungen, unter der ein Mensch mit Alzheimer-Krankheit leidet, nicht allein auf den Grad der krankheitsbedingten Hirnschädigung zurückzuführen ist. Vielmehr glaubt man, dass bereits Entwicklungen des Gehirns im Mutterleib und während der Adoleszenz eine stärkere oder schwächere Struktur des Gehirns zur Folge haben. Ein stärkeres Gehirn, so die Theorie, verfügt über größere Reserven bezüglich seiner Leistungsfähigkeit, sodass unter Umständen keine Symptome auftreten, obwohl Alzheimer bereits erhebliche strukturelle Schäden im Gewebe angerichtet hat.

Jim Mortimer, Leiter der geriatrischen Forschungsstelle im Minneapolis Veterans Administration Medical Center, der David Snowdon bei seinen Studien unterstützte, beschrieb dieses stärkere Gehirn als eines, das effizienter funktioniert und größere Verarbeitungskapazitäten besitzt. Dies steigere seine Flexibilität oder »Plastizität«. Indem es fähig sei, neue Verbindungen zwischen Nervenzellen herzustellen und quasi den Alzheimer-Schaden zu überbrücken, sei es auf diese Weise womöglich in der Lage, die Gewebeschäden zu kompensieren.[46]

Vor allem Fälle wie Schwester Bernadette, die Ausnahmen von der Regel, brachten dabei die Wissenschaftlergehirne in Schwung und regten neue Überlegungen über das Wesen des Gehirns und über die Wirkungsweise von Krankheiten an. Im Falle der Demenz stellten sich Snowdon und inzwischen auch viele andere Alzheimer-Forscher weltweit die Frage: Was ist der Unterschied zwischen den Menschen, deren Gehirne offensichtlich große Zerstörungen tolerieren können, ohne den »Geist aufzugeben«, und den Menschen, die beim gleichen Grad der Zerstörung oder sogar schon bei einem kleineren Verlust von Nervenzellen dement werden? Und wenn geistige Reserven und ein Schutz vor Demenz tatsächlich zusammenhängen, wie sieht dieser Zusammenhang genau aus? Wie entstehen diese Reserven? Sind sie angeboren? Oder kann man sie trainieren? Wenn man diese

Reserven aktiv aufbauen könnte, so hätte man einen relativ wirkungsvollen Schutz vor Altersdemenz. Ganz ohne jedes Medikament. Eine utopische Vorstellung? Lesen Sie im nächsten Kapitel, was es mit der Reserve des Gehirns auf sich hat.

Exkurs

Wie der Arzt eine Demenz feststellen kann und warum eine frühe Diagnose von großem Vorteil ist

Sehr häufig wird eine Demenz erst im mittleren Stadium der Erkrankung diagnostiziert. Erst da sind die Symptome und Schwierigkeiten mit dem Gedächtnis so deutlich und der Leidensdruck beim Patienten oder auch den Angehörigen so groß, dass ein Arzt aufgesucht wird. Dabei wäre es wichtig, so früh wie möglich eine genaue Diagnose zu stellen, weil dadurch:
- sekundäre Demenzformen geheilt werden können, etwa Demenzen, die durch Depression, Medikamente, Schilddrüsenerkrankungen oder Vitamin-Unterversorgung und andere Gesundheitsprobleme bedingt sind.
- frühzeitig eine geeignete individuelle Therapie eingeleitet werden kann und dadurch die Alltagskompetenz länger erhalten bleibt und die Lebensqualität verbessert werden kann.
- mehr Zeit vorhanden ist, um für die Zukunft zu planen.

Die Engländerin Barbara Pointon spricht seit Jahren aus Sicht der Angehörigen über die Bedeutung einer frühen und guten Diagnose für Menschen mit Demenzen und ihre Familien. Pointon pflegte ihren an Alzheimer erkrankten Mann Malcolm 16 Jahre lang. Mit 50 Jahren zeigte Malcolm die ersten Symptome einer Demenz. Mit 66 starb er zu Hause. »Es dauerte zwei Jahre, ehe wir eine korrekte Diagnose erhielten. Dabei ist eine frühe Diagnose lebenswichtig. Malcolm fuhr beispielsweise eines Tages auf der falschen Seite der Autobahn. Und ich konnte überhaupt nicht verstehen, warum er plötzlich Schwierigkeiten mit Aufgaben hat, die er jahrelang ganz selbstverständlich erledigt hatte. Wie zum Beispiel die Fehler, die plötzlich in seinem sonst perfekten Pianospiel auftraten, oder die falsche Übermittlung von Telefonnachrichten. Ich wurde sehr ungeduldig mit ihm«, erzählt Pointon auf einer Alzheimer-Tagung in Hamburg und fügt hinzu: »Wenn man die Diagnose weiß, kann man Toleranz entwickeln und die Beziehung zu seinem Partner schützen.«

Rückblickend hätte sie gerade die Zeit im frühen Stadium der Demenz mit Malcolm gerne besser genutzt als mit Streitigkeiten, Arztbesuchen und hilflosen Versuchen der Erziehung. Gerade in der ersten Zeit der Erkrankung konnte Malcolm ja noch viele Dinge tun, die Gedächtnisschwierigkeiten traten eher temporär auffällig auf, seine Selbstständigkeit im alltäglichen Leben war noch voll da: »Mit einer frühen Diagnose hätten wir unsere Zukunft besser planen können. Wir hätten die zwei Jahre, in denen wir das noch gekonnt hätten, dazu nutzen können, um all die Dinge zu tun, die wir gemeinsam vorhatten. Reisen, ein Kinder-Musical schreiben. Wir hätten eine ganze Menge Zeit gehabt und ich bedaure den Verlust dieser Möglichkeit.«

Schritte zur Früherkennung

Für die Betroffenen ist es daher wichtig, beim Auftreten erster Symptome, die eine Demenz vermuten lassen, den Hausarzt beziehungsweise einen Facharzt aufzusuchen. Der erste Ansprechpartner ist in der Regel der Hausarzt. Hier hat sich das Wissen um die Diagnose von Demenzen und den Umgang mit Betroffenen in den letzten Jahren sehr verbessert. In schwierigen Fällen kann ein Facharzt für Psychiatrie aufgesucht werden. In verschiedenen deutschen Städten gibt es zusätzlich »Gedächtnissprechstunden«, die auf die Diagnose und Therapie von Demenzerkrankungen spezialisiert sind. Häufig sind die Gedächtnissprechstunden einem Krankenhaus angegliedert.

Den meisten Menschen ist es natürlich nicht angenehm, wenn ihre kognitive Leistungskraft untersucht werden soll. Viele Menschen mit Beschwerden schweigen deshalb auch so lange über ihre Probleme, überspielen und vertuschen sie. Angehörige merken oft nichts. Die erste Untersuchung beim Hausarzt sollte deshalb nicht länger als eine Viertelstunde dauern und unkompliziert sein. In diesen 15 Minuten sollte die Anamnese, eine körperliche Untersuchung und ein kurzer Test der geistigen Leistungsfähigkeit Platz haben. Üblicherweise arbeiten viele Hausärzte mit dem Mini-Mental-State-Test (MMST), einem Test mit Fragen, der nur wenige Minuten dauert. Der Test prüft beispielsweise mit einfachen Fragen die Orientierung in der Zeit (»Welches Datum ist heute?«), aber auch die Merkfähigkeit, das Erinnerungsvermögen und kann sogar Sprachschwierigkeiten aufdecken. Allerdings eignet dieser Test sich nicht besonders gut zur Frühdiagnose einer Demenz. Vor allem sehr gebildete Menschen können ihre Defizite häufig so gut ausgleichen, dass sie im MMST unauffällig erscheinen, obwohl bereits demenzielle Symptome vorliegen.

Kurz und ebenfalls einfach ist der Uhrentest, der geeignet ist, um räumlich-visuelle Defizite und Schwierigkeiten beim abstrakten Denken aufzuzeigen. Hier wird dem Probanden ein Kreis vorgelegt und er wird gebeten, eine bestimmte Uhrzeit in diesen Kreis einzuzeichnen. Menschen mit demenziellen Symptomen haben damit Schwierigkeiten. Anspruchsvoller ist der »DemTect«, ebenfalls ein Test mit verschiedenen Fragen und Gedächtnisaufgaben, der auch leichte kognitive Einbußen anzeigt und das Alter der Testperson in der Auswertung berücksichtigt. Der DemTect gliedert sich in fünf Untertests und dauert in der Durchführung acht bis zehn Minuten. Abgefragt werden verbales Gedächtnis, kognitive Flexibilität, Wortflüssigkeit, Arbeitsgedächtnis und mittelfristige Gedächtnisleistung.

Mindestens einmal muss bei einem Menschen mit anhaltenden Gedächtnisstörungen eine zerebrale Bildgebung durchgeführt werden. Meist kommt hier der Magnetresonanz-Tomograph (MRT) zum Einsatz. Mit der Magnetresonanz-Tomographie lassen sich häufig Veränderungen im Gehirn feststellen, die typisch für eine Alzheimer-Demenz sind, zum Beispiel verkleinerter Hippocampus etc., vor allem aber lassen sich ganz andere Ursachen einer Gedächtnisstörung erkennen oder ausschließen, zum Beispiel Hirntumoren, Blutungen etc.

Im weiteren Verlauf kann es sinnvoll sein, den Befund in einer Gedächtnissprechstunde einer Universitätsklinik differenziert aufklären zu lassen. Immerhin gibt es neben der häufigen Alzheimer-Demenz und den gemischten Demenzen, bei denen zusätzlich zu Alzheimer-Veränderungen auch vaskuläre Schäden im Gehirn eine tragende Rolle spielen, mehr als hundert Erkrankungen, die sich ähnlich äußern können wie eine Alzheimer-Demenz. Einzeln sind sie alle selten, aber für eine gute Diagnose ist diese Differenzialdiagnose sehr wichtig. Auch können bei einem begründeten

Verdacht weitere Laboruntersuchungen nötig werden. Für eine möglichst frühe Diagnose steht heute dabei eine ganze Reihe Diagnose-Instrumente zur Verfügung, wie zum Beispiel die Nervenwasserpunktion (Liquorpunktion). Bei dieser Untersuchung kann man sehen, ob sich auffällig wenig Beta-Amyloid-42 und zu viel Tau im Nervenwasser befindet – dies wäre beispielsweise ein Hinweis auf eine Alzheimer-Demenz.

Mit den neuen Untersuchungsmethoden, die es erlauben, demenzielle Erkrankungen immer frühzeitiger zu diagnostizieren, ändert sich langsam, aber sicher auch die Ansicht darüber, welche Erkrankungssymptome als deutliche Hinweise auf eine Demenz interpretiert werden können – und den Arzt dazu veranlassen sollten, eine eingehende Diagnose einzuleiten.

Bis vor einiger Zeit galten die Diagnosekriterien der internationalen Krankheitsklassifikation (ICD-10) für eine Demenz als grundlegend. Die ICD-10-Definition einer Demenz trifft allerdings vor allem auf bereits fortgeschrittene Demenzen zu:

»Demenz ist ein Syndrom als Folge einer meist chronischen oder fortschreitenden Krankheit des Gehirns mit Störung vieler höherer kortikaler Funktionen einschließlich Gedächtnis, Denken, Orientierung, Auffassung, Rechnen, Lernfähigkeit, Sprache und Urteilsvermögen. Das Bewusstsein ist nicht getrübt. Die kognitiven Beeinträchtigungen werden gewöhnlich von Veränderungen der emotionalen Kontrolle, des Sozialverhaltens oder der Motivation begleitet, gelegentlich treten diese auch eher auf.« (ICD-10-GM, 2006, Systematisches Verzeichnis.)

Frühe Stadien der Erkrankung werden in dieser Definition nicht berücksichtigt und insofern auch vom Hausarzt häufig nicht diagnostiziert.

Neue Definition für die Frühdiagnose?

Um nicht nur fortgeschrittene Krankheitsstadien zu entdecken, wird für die Frühdiagnose deshalb seit 2007 eine neue Definition diskutiert. Die »Beeinträchtigung des episodischen Gedächtnisses« wird nach dieser Definition das Kernkriterium, das zu der Diagnose »Alzheimer-Erkrankung« führt.[47]

Störungen des episodischen Gedächtnisses sind das einzige notwendige Kriterium, das den Verdacht auf eine beginnende Alzheimer-Krankheit lenkt und weitere Untersuchungen veranlassen sollte. Wenn es einem Menschen auffällige Probleme bereitet, sich an Dinge zu erinnern, die er vor Kurzem selbst erlebt hat (was man zu Mittag gegessen hat, dass man ein Geburtstagsgeschenk gekauft und verschenkt hat, die letzte Entgegnung des Gesprächspartners, wo das Auto abgestellt wurde), sollte jeder Arzt aufmerken und weitere Untersuchungen veranlassen, die klären können, ob eine beginnende Demenz vorliegt. Dabei hat die Forschung zur Alzheimer-Früherkennung in den letzten Jahren große Fortschritte gemacht. Inzwischen kann man bereits anhand bestimmter Veränderungen im Gehirn (die sich durch spezielle Verfahren sichtbar machen lassen), anhand von Untersuchungen der Gehirnflüssigkeit und genetischer Untersuchungen eine Alzheimer-Erkrankung schon sehr früh mit relativ großer Wahrscheinlichkeit feststellen.

Der Verdacht einer Alzheimer-Demenz erhärtet sich deshalb aufgrund dieser neuen Erkenntnisse, wenn von den folgenden Zusatzkriterien nur eine zusätzlich zu den Gedächtnisstörungen erfüllt ist:

- eine erkennbare Schrumpfung des Lernapparates in der Schichtaufnahme (zum Beispiel MRT) des Gehirns (mediotemporale Hirnatrophie),

- typische Veränderungen der Hirnfunktion wie eine verminderte Durchblutung bzw. reduzierter Stoffwechsel im Schläfen- und Scheitellappen, die man im PET oder SPECT erkennen kann (PET und SPECT sind Untersuchungstechniken, mit denen sich der Stoffwechsel verschiedener Organe grafisch darstellen lässt),
- die typische Abnahme von Beta-Amyloid-42 und eine Zunahme von Phospho-Tau bzw. Gesamt-Tau im Liquor,
- seltene dominante familiäre Alzheimer-Mutationen.

Wenn ein Hausarzt bei einem älteren Patienten beispielsweise bemerkt, dass er sich auffällig schlecht an Ereignisse und Tatsachen aus seinem eigenen Leben erinnert, beispielsweise eine bestimmte Urlaubsreise, von der er beim letzten Arztbesuch begeistert erzählte, sollte der Arzt aufhorchen und eine beginnende Demenz als mögliche Ursache dieser Beschwerden in Betracht ziehen. Manchmal klagen die Patienten oder auch deren Angehörige selbst über Störungen des Erinnerungsvermögens im Alltag. Wenn diese Beschwerden schon längere Zeit andauern, sollten auch die für den Hausarzt ein ernst zu nehmender Hinweis sein, die Ursachen genau aufzuklären und Untersuchungen einzuleiten, die den Verdacht auf eine beginnende Alzheimer-Demenz erhärten können (MRT, Liquoruntersuchung, funktionelles MRT, genetische Untersuchung).

Bisher galten alte Menschen, die über Störungen des episodischen Gedächtnisses klagten, aber ansonsten keine besonderen Schwierigkeiten im Alltag hatten, eher als Patienten mit »leichten kognitiven Defiziten« oder »Mild Cognitive Impairment« (MCI) und wurden häufig nicht besonders aufmerksam weiterbehandelt. Heute ist aber bekannt, dass immerhin die Hälfte der Patienten mit MCI im Laufe der nächsten vier Jahre eine manifeste Demenz entwickelt[48] und dass außerdem jeder Demenz eine Phase mit leichten kognitiven Störungen vorangeht (siehe dazu auch Kapitel 1 »Volkskrankheit Demenz?«).

Durch die intensive Forschung der letzten Jahre ist heute klar: Viele Anzeichen für eine spätere Alzheimer-Demenz lassen sich schon feststellen, wenn der Betroffene noch sehr wenige Probleme mit dem Gedächtnis hat. Beispielsweise kann man in modernen bildgebenden Verfahren sehen, dass bei Menschen mit leichten kognitiven Problemen, die später mit großer Wahrscheinlichkeit eine Alzheimer-Demenz entwickeln, bereits häufig eine bestimmte Hirnregion (Nucleus basalis Meynert) geschrumpft ist,[49] sich Plaques aus Beta-Amyloid-42 im Gehirn abgelagert haben[50] und sich die Ruhefunktion des Gehirns in bestimmter Weise verändert hat.[51] Bisher sind all diese Untersuchungen allein noch nicht so aussagekräftig, wie es sich Alzheimer-Experten wünschen würden. Aber wenn man die verschiedenen Methoden kombiniert und die Befunde zusammenpassen, steigt die Zuverlässigkeit einer guten und frühen Diagnose für den einzelnen Patienten.[52] – und damit steigen auch die Chancen für eine sinnvolle Behandlung und psychosoziale Versorgung.

3
So stärken Sie Ihr Gehirn

Wie man sein Gehirn
durch Aktivität und Interessen
stärkt und gesund erhält

*»Unser Kopf ist rund, damit das Denken
die Richtung wechseln kann.«*
Francis Picabia

Ausgerechnet eine Mäusefamilie brachte den ersten wissenschaftlichen Beweis dafür, dass ein körperlich und geistig aktives Leben das Gehirn tatsächlich auf biologischer Ebene gesund erhält: Der Alzheimer-Forscher und Zellbiologe Orly Lazarov von der University of Chicago arbeitet mit Mäusen, die aufgrund einer genetischen Veränderung die Alzheimer-Erkrankung entwickeln. In der Regel werden diese Mäuse deshalb nach einigen Monaten Lebenszeit dement. Sie vergessen dann beispielsweise, wo ihr Futternapf steht, obwohl er sich immer am gleichen Platz befindet. Wie beim Menschen auch kann man in ihren Gehirnen die Ablagerungen von Beta-Amyloid-42-Plaques und ein umfassendes Nervenzellsterben beobachten. Für sein Experiment ließen Lazarov und seine Kollegen zwei Mäusegruppen für einige Monate in grundlegend verschiedenen Umwelten leben:[53] Die eine Welt entsprach den Standard-Labormaus-Käfigen: Es gab Fressen, Wasser und etwas Platz zum Rumlaufen. Die Mäuse hatten nicht viel zu tun, außer zu essen, zu trinken und zu schlafen. Ein gemütliches, vielleicht etwas langweiliges Leben, vielleicht sogar ein deprimierendes.

Die andere Mäusegruppe lebte dagegen einen Teil des Tages auf einer Art Abenteuerspielplatz. In diesem Stall gab es Laufräder, bunte Röhren und andere Mäuse-Spielzeuge, die sowohl die Sinne als auch die Bewegungsfreude der Mäuse ansprachen. Nach sechs Monaten wurden alle Mäuse getötet, um ihre Gehirne zu untersuchen. Das Ergebnis war eindeutig: Bei den aktiven Mäusen, die jede Gelegenheit dazu genutzt hatten, ausgiebig im Actioncenter zu spielen, hatten sich weitaus weniger Alzheimer-Plaques im Gehirn abgelagert als bei den gut versorgten Mäusen im langweiligen Käfig. Auch die Mäuse, die im Actioncenter Zutritt hatten, aber sich nur selten zum Spielen aufraffen konnten, zeigten eine ausgeprägtere Alzheimer-Pathologie im Gehirn als die aktiven, am Spiel interessierten Mäuse.

Dabei stellten die Forscher fest, dass die körperliche und geistige Aktivität nicht etwa das Entstehen des giftigen Beta-Amyloid-42 verhindert hatte, sondern dass im Gehirn der aktiven Mäuse mehr Enzyme gebildet wurden, die Beta-Amyloid-42 abbauen. Die aktiven Mäuse konnten das giftige Eiweiß in ihrem Gehirn deshalb offensichtlich besser entsorgen als die weniger aktiven Mäuse – ihre Nervenzellen wurden trotz der Veranlagung für die Alzheimer-Erkrankung weniger geschädigt, es entstanden weniger Plaques. Zugleich beobachteten die Forscher, dass im Gehirn der aktiven Mäuse auch die Genexpression für bestimmte Eiweiße gestiegen war, die für Lernen und Gedächtnis wichtig sind. Der aktive Lebensstil hatte das Gehirn der Mäuse offensichtlich in mehrfacher Hinsicht vor der Alzheimer-Erkrankung und Demenz geschützt.

Bildung als Schutzfaktor

Natürlich lässt sich so ein Versuch an Mäusen, wie ihn der Zellbiologe Lazarov und seine Kollegen durchführten, aus vielen Gründen nicht direkt auf den Menschen übertragen. Aber Lazarovs Beobachtungen zeigen doch in eine Richtung, in die inzwischen auch viele vergleichende Untersuchungen mit menschlichen Probanden weisen: Es scheint, dass geistige Anregung, die aktiv genutzt wird – zum Beispiel in Form von langjähriger Schulbildung –, das Gehirn und die Vernetzung der Nervenzellen stärkt und in gewissem Umfang vor einer Alzheimer-Demenz schützt.

Im Jahr 2006 veröffentlichten die beiden Neuropsychiater Michael J. Valenzuela und Perminder Sachdev von der Universität South Wales eine systematische Auswertung so ziemlich aller größeren Studien, die den Bildungsgrad von Menschen und ihr Risiko für eine Alzheimer-Demenz in einen Zusammenhang brachten.[54] Für ihre Untersuchung hatten sich die beiden Wissenschaftler durch Stapel von Studien aus aller Welt gelesen, 629 Stück ganz genau. Am Ende analysierten sie die Ergebnisse der 22 besten, aussagekräftigsten und größten Studien: insgesamt Daten von 29.000 Menschen, die meist ab 65 Jahren und im Schnitt über sieben Jahre hinweg von Medizinern und Psychologen begleitet und untersucht wurden.

Die Meta-Analyse zeigte, dass Menschen, die viele Jahre zur Schule und Universität gegangen sind und dementsprechend in Jugend und jungem Erwachsenenalter viel Zeit in ihre Bildung investiert haben, im Durchschnitt ein um 47 Prozent niedrigeres Risiko haben, an einer Demenz zu erkranken, als Menschen mit wenig Schul- und Ausbildung. Oder andersherum formuliert: Menschen mit niedrigem Bildungsgrad erkranken doppelt so häufig an einer Demenz wie Menschen mit hohem Bildungsgrad. Als niedriger Bildungsgrad galt dabei: keine abgeschlossene Ausbildung, angelernt, handwerklich oder kaufmännisch ausgebildet. Als hoher Bildungsgrad galten dagegen Abitur und Studium. Bildung scheint das Gehirn tatsächlich gesund zu halten, bis ins hohe Alter. Aber warum? Wie hat man sich diesen Schutz konkret vorzustellen? Bleibt er nach der Ausbildung bestehen? Oder – noch viel interessanter – kann man diesen Schutz auch unabhängig von seiner Schulbildung aufbauen?

Experimentelle Hinweise für eine wissenschaftlich greifbare Antwort auf diese Fragen lieferte zum Beispiel Yaakov Stern, Professor für klinische Neuropsychologie am Taub

Institute for Research on Alzheimer's Disease and the Aging Brain in New York, mit seinen Untersuchungen im Jahr 1992.[55] Stern und seine Kollegen verglichen die Blutversorgung im Gehirn von Menschen, die gravierende Anzeichen einer Alzheimer-Demenz zeigten. Besonders interessierte sie dabei die Region des Scheitel- und Schläfenlappens, die für die Gedächtnisleistung und das aktive Erinnerungsvermögen wichtig ist. Dabei teilten die Wissenschaftler die Studienteilnehmer in verschiedene Gruppen, die das gleiche Ausmaß an kognitiven Defiziten hatten (wie beispielsweise Beschwerden im Bereich von Gedächtnis und Sprachfindung), sich aber im Bildungsniveau unterschieden. Das Ergebnis zeigte deutlich: Die gebildeten Probanden wiesen im gleichen Stadium der Erkrankungssymptome eine sehr viel größere Hirnschädigung auf als die weniger gebildeten Probanden.

Stern und seine Kollegen zogen aus den Beobachtungen den Schluss: Die Gehirne von Menschen mit höherem Bildungsstandard verkraften offensichtlich größere Schäden, bevor sie ihre Leistungskraft einbüßen und die betroffene Person die Symptome einer Alzheimer-Demenz erkennen lässt. Das Gehirn funktioniert auch mit reduzierter Masse an Nervenzellen noch ausreichend gut.

Wenn Sie an die Beobachtungen des Alzheimer-Forschers David Snowdon bei seiner Nonnenstudie denken, die wir im vorigen Kapitel beschrieben haben, dann erinnern Sie sich vielleicht daran, dass auch Snowdon verwundert feststellen musste, wie sich bei einigen Schwestern, die mit klarem Geist starben, in der Autopsie zeigte, dass ihre Gehirne überdurchschnittlich stark geschädigt waren. Allein aufgrund des pathologischen Befundes hätte man eigentlich die ausgeprägten Symptome einer Demenz bei der betreffenden Person vermutet. Auch die große englische Langzeitstudie MRC CFAS, an der 18.000 Menschen teilnehmen, deren Gehirne auch teilweise untersucht werden konnten, berichtet von Fällen, in denen Menschen mit dem Autopsiebefund »ausgeprägte Alzheimer-Pathologie« nicht dement, sondern mit völlig intakter Gehirnleistung gestorben waren.

Die aktive Gehirn-Reserve

Der Neuropsychologe Yaakov Stern war derjenige, der diesen Beobachtungen einen gemeinsamen Nenner gab. Er formulierte im Jahre 2002 seine Idee von der »Gehirn-Reserve-Kapazität«[56] – und umschrieb damit die Annahme, dass das Gehirn von Menschen mit hohem Bildungsgrad offensichtlich eine Art Puffer oder Notreserve hat, die verhindert, dass sich Schädigungen, wie sie durch das Fortschreiten der Alzheimer-Veränderungen auftreten, frühzeitig in kognitiven Defiziten bemerkbar machen. Die Symptome der Demenz, wie Vergesslichkeit, Orientierungsschwierigkeiten und Schwierigkeiten mit dem alltäglichen Leben, treten bei ihnen im Durchschnitt erst später auf als bei Menschen mit niedrigem Bildungsgrad. Das Fortschreiten der Krankheit auf neuropathologischer Ebene verhindert dieser Puffer dagegen nicht. Auch Menschen mit Abitur und Studium entwickeln Alzheimer-Veränderungen im Gehirn, Nervenzellen sterben ab, Eiweiß-Plaques bilden sich. Bildung verzögert insofern nicht die *physiologischen Veränderungen im Gehirn*, sondern vor allem das Auftreten der *individuell wahrnehmbaren Symptome* einer Alzheimer-Demenz, wie beispielsweise Vergesslichkeit.

Wie man sich diese Gehirn-Reserve genau vorzustellen hat, darüber diskutieren Wissenschaftler allerdings bis heute. Auf der einen Seite scheint die pure Zahl der Nervenzellen in einem Gehirn eine Rolle zu spielen – zumindest zeigen einige Studien, dass das Volumen des Gehirns, das man mit bildgebenden Verfahren sehr gut messen kann, mit dem Risiko korreliert, an einer Demenz zu erkranken. Menschen mit einem relativ großen Hirnvolumen erkranken statistisch gesehen etwas später als Menschen mit kleinem Hirnvolumen. An dieser Art von Reserve könnte der Mensch allerdings im Laufe seines Lebens nicht mehr viel verändern, denn die Zahl unserer Nervenzellen ist vor allem genetisch bedingt und bereits im Embryo angelegt. Man spricht hier auch von der »passiven Reserve«.

In den letzten Jahren ist allerdings eine andere These immer weiter in den Vordergrund gerückt. Die Idee der »aktiven Reserve« nimmt an, dass der Grad der Vernetzung der Nervenzellen entscheidender für die Leistungskraft eines Gehirns ist als die pure Anzahl der Nervenzellen und dass sich die Gehirn-Reserve deshalb auch zeitlebens ausbauen lässt. Man weiß heute, dass das Gehirn vor allem eins ist: plastisch, also unveränderbar. Die Anzahl der Nervenzellen ist genetisch bedingt. Aber wie und wie vielfältig sich diese Nervenzellen verknüpfen, welche Verbindungen besonders ausgebaut, welche abgeschafft werden, das ist ein lebenslanger Prozess – und der weitaus wichtigste Faktor für die Leistungskraft unseres Gehirns. Denn das Ziel unseres Gehirns ist vor allem die perfekte Anpassung an unsere Umweltbedingungen. Diese Anpassung wäre ohne die lebenslange Flexibilität und die plastischen und dynamischen Fähigkeiten unserer Nervenzellen im Gehirn nicht möglich. Schließlich ändert sich unsere Umwelt ständig. Mit jedem neuen Eindruck, den wir aus unserer Umwelt empfangen, verknüpfen sich unsere Nervenzellen neu, sprießen Synapsen, entstehen neue Wege zwischen Nervenzellen und ganze Netzwerke. Zugleich lockern sich auch laufend Verbindungen zwischen Nervenzellen wieder, beispielsweise weil sie gerade nicht genutzt werden. Menschen, die im Laufe ihres

Lebens viele verschiedene Eindrücke aufnehmen, sich vielen verschiedenen Herausforderungen stellen, haben deshalb nach Vorstellung der Wissenschaftler ein weitaus effektiver vernetztes Gehirn und damit eine größere Gehirn-Reserve als Menschen, die ein eher einförmiges Leben führen.

Man kann sich diese Gehirn-Reserve in etwa wie ein gut oder weniger gut ausgebautes Straßennetz vorstellen. In einem Gehirn mit großer kognitiver Reserve führen viele Wege zum Ziel. Überall gibt es Querverbindungen, kleine Nebenstraßen, Schleichwege. Und wenn irgendwo ein Weg versperrt ist oder eine Baustelle das Durchkommen erschwert, dann nimmt man einfach einen anderen Weg, eine Nebenstraße oder einen Schleichpfad zwischen den Häusern hindurch. Man kommt trotzdem an – und häufig nicht einmal langsamer.

Bildung bedeutet viel – aber nicht alles

Wissenschaftler vermuten nun, dass Menschen mit einer großen aktiven Gehirn-Reserve genau deshalb in kognitiven Tests und bei Alltagstätigkeiten trotz einer fortschreitenden Alzheimer-Erkrankung relativ lange gut zurechtkommen, weil ihr Gehirn so viele alternative Wege kennt. Obwohl schon ein beträchtlicher Teil der Strukturen geschädigt ist, Nervenbahnen zerstört, Wege verbaut sind, die wir eigentlich für das Neugedächtnis, das Entscheiden und das Planen unseres Alltags brauchen, können sie über ihre vielen möglichen Nebenwege und Seitenstraßen immer noch zum Ziel gelangen.

Dabei sind vermutlich die rein beruflichen Fähigkeiten, die man in Ausbildung und Beruf erlernt, wie Studien zu lesen oder einen Tisch zu schreinern, nur ein Teil der Ursache für die dichte Vernetzung und den Aufbau von Gehirn-

Reserven. Viel entscheidender scheint zu sein, wie viele Jahre lang man als *aktiv lernender* Mensch verbracht hat. Bei einem Abiturienten mit Studium kommt man dann leicht auf 17 Jahre. Bei einem Menschen mit Lehrberuf sind es häufig nur zwölf, bei Ungelernten noch weniger Jahre.

Vielleicht denken Sie jetzt: Aber Bildung ist doch nicht die einzige geistige Anregung! Auch eine Goldschmiedin kann doch ihr Leben lang lernen und neugierig sein: wenn sie einen eigenen Laden eröffnet, sich ständig auf die Wünsche der Kunden einstellt, neue Kreationen entwirft, sich mit neuen Materialien beschäftigt, sich neue Geschäftsideen ausdenkt, mit Kollegen kooperiert, Goldschmiedekurse gibt, auf Messen ihre Werke ausstellt und sich dazu noch laufend weiterbildet. Und sich außerdem in der Freizeit für die Börse interessiert. Was ist dann? Dann dürfte ihr Gehirn doch nicht weniger vernetzt sein als das eines Hochschullehrers. Oder wenn ein Verkäufer sich für Malerei interessiert, selbst malt und sich immer wieder mit neuen Techniken und Kunst beschäftigt. Was ist dann?

Vermutlich wird sich dann in ihrem Gehirn kein nennenswerter Unterschied zu dem Gehirn einer Person finden lassen, die studiert und eine akademische Berufslaufbahn verfolgt hat. Vermutlich ist ihr Gehirn sogar besser vernetzt als das vieler Akademiker. So lügt Statistik. Für das einzelne Leben hat sie wenig Bedeutung. Nur in der Masse der Zahlen bekommt sie Gewicht und zeigt Tendenzen.

Und eine dieser Tendenzen ist eben, dass ein niedriger Bildungsgrad mit einem erhöhten Risiko für eine Alzheimer-Demenz korreliert, weil die kognitive Reserve statistisch gesehen kleiner ist als bei Menschen mit hohem Bildungsgrad.

Bessere Vernetzung ist möglich – immer

Auch die Neuropsychiater Valenzuela und Sachdev, die sich die Mühe der großen Meta-Analyse machten, wollten herausfinden, welche Rolle andere geistige Aktivitäten in Bezug auf die Alzheimer-Erkrankung spielen. Mit diesem Wissen wollten sie herausarbeiten, welche Möglichkeiten der Einzelne hat, um seine kognitive Reserve ganz unabhängig von der durchlaufenen Schulbildung aufzubauen.

Die gute Nachricht gleich vorweg: Geistige Aktivität bringt das Gehirn immer in Schwung und die Synapsen zum Sprießen. Ganz gleich, ob man als Hauptschüler oder Abiturient von der Schule abgegangen ist, man als Autoverkäufer oder Abteilungsleiterin arbeitet, ob man noch im Arbeitsleben steht oder bereits in Pension ist.

Abwechslungsreiche Hauptbeschäftigung: Außer dem Bildungsgrad nahmen Valenzuela und Sachdev beispielsweise auch die Hauptbeschäftigung unter die Lupe. Dabei zeigte sich: Unabhängig vom Bildungsgrad wirkt sich eine anregende Hauptbeschäftigung positiv auf das Risiko für eine Alzheimer-Demenz aus. Umgekehrt sinkt unsere Toleranz für die Alzheimer-Veränderungen im Gehirn unter den Durchschnitt, wenn wir unser Leben mit geistig eher langweiligen Tätigkeiten verbracht haben. Besonders schlecht schnitten in den Studien Hausfrauen und Hilfsarbeiter ab. Besonders gut schnitten Manager, Selbstständige und andere berufliche Tätigkeiten ab, in denen man professionell und selbstbestimmt arbeitet. Das Risiko der Hausfrauen und Hilfsarbeiter, an einer Demenz zu erkranken, war im Vergleich zu den Managern doppelt so hoch. Offensichtlich baut das relativ gleichförmige Arbeiten im häuslichen Umfeld – statistisch gesehen – nur wenig Gehirn-Reserven auf, ebenso wie die Tätigkeit als Hilfsarbeiter, der meist vorgegebene Aufgaben ausführt und wenig selbst entscheiden kann.

Anregende Freizeitgestaltung: Interessanterweise belegten die Ergebnisse der Meta-Analyse auch, dass eine anregende Freizeitgestaltung einiges wieder wettmachen kann, was im Job vielleicht zu kurz kommt. Die älteren Studienteilnehmer, die angaben, dass sie in der Freizeit geistig anspruchsvolle Dinge tun – dazu gehört beispielsweise eine soziale Aufgabe oder auch ein Hobby wie Schach oder Bridge –, zeigten über den Untersuchungszeitraum hinweg sehr viel bessere kognitive Fähigkeiten als die Personen, die ihre Freizeit eher mit Fernsehen verbrachten. Im Vergleich zu den Altersgenossen war ihr Risiko für eine Demenz um die Hälfte verringert. Und das unabhängig davon, welchen Job sie in ihrer Zeit als Arbeitstätige noch ausführten oder ausgeführt hatten: »Auffälligerweise bleibt dieser Effekt auch bestehen, wenn man den Einfluss der anderen Risiko-Variablen wie Alter, allgemeiner Gesundheitszustand, Durchblutungsstörungen im Gehirn, Bildung, Beschäftigung und den Basiswert der kognitiven Fähigkeiten in jeder Studie berücksichtigt und herausrechnet.«[57]

Das bedeutet: Wer im Arbeitsalltag ein Defizit an geistiger Anregung hat, kann seine geistigen Fähigkeiten und damit seine Gehirn-Reserve auch in der Freizeit schulen. Unserem Gehirn ist es völlig egal, wann es gefordert wird. Hauptsache es wird gefordert. Und: Eine aktiv gestaltete Freizeit, die geistig fordert, ist immer eine gute Investition in die Gehirngesundheit und senkt das Risiko, an einer Demenz zu erkranken, extrem – sogar, wenn man erst später im Leben damit anfängt, und ganz unabhängig davon, welche Ausbildung man absolviert hat.
Dazu Michael Valenzuela: »Komplexe mentale Aktivi-

täten über die gesamte Lebensspanne können daher als neuroprotektiver Faktor für Alzheimer-Demenz wirken. Darüber hinaus legen die Befunde den unabhängigen Zusammenhang zwischen mental stimulierenden Aktivitäten im späteren Leben und einem verminderten Demenzrisiko nahe.« Das würde wiederum bedeuten, dass die Gehirn-Reserve keine statische Eigenschaft des zentralen Nervensystems ist und auch nicht generell abhängig von Erfahrungen im frühen Leben wie dem Level der Ausbildung, sozio-ökonomischem Mangel oder schlechter Ernährung.

Mit ihren Beobachtungen lösen Valenzuela und Sachdev endgültig die alte Annahme ab, dass geistige Leistungskraft vor allem eine Sache der Vererbung wäre. Oder dass manche Menschen eben mit einem besonders widerstandskräftigen Gehirn auf die Welt kämen – und nicht an einer Alzheimer-Demenz erkranken –, während andere einfach von Geburt an anfälligere Gehirne hätten und damit ein erhöhtes Alzheimer-Risiko. Im Gegenteil: Wenn unser Schutz vor einer Demenz im Alter letztlich mit solch einfachen Mitteln wie mentale Anregung in Job und Freizeit so effektiv zu beeinflussen ist, dann sollte dieser Aspekt in der Prävention von Demenzen eine viel größere Rolle spielen, als es bisher der Fall ist.

Wie kann man die eigene Gehirn-Reserve steigern?

Vielleicht denken Sie jetzt: Schön. Gut. Interessant. Aber was heißt das für mich? Ich weiß ja noch nicht mal, ob ich zu den Menschen gehöre, die bereits ein gut vernetztes Gehirn haben oder ob meine Nervenzellen eher spärlich verknüpft sind. Wie stellt man das überhaupt fest? Und: Wie stärkt man die Reservekapazität des Gehirns?

Die derzeit interessanteste Studie dazu ist wohl die ACTIVE-Studie, deren Ergebnisse im Jahr 2002 veröffentlicht wurden und die bis heute für Diskussionsstoff sorgen.[58] ACTIVE steht dabei für die englische Beschreibung der Studie: Advanced Cognitive Training for Independent and Vital Elderly (übersetzt etwa: »Erweitertes kognitives Training für vitale Ältere, die ihr Leben ohne fremde Hilfe gestalten können«). Im Rahmen der Studie nahmen 2832 gesunde ältere Menschen ab 65 Jahre innerhalb von fünf Wochen an zehn 60-Minuten-Trainings mit speziellen Gedächtnisübungen teil. Vier Übungsschwerpunkte standen zur Auswahl: Merktraining, Training im logischen Denken, Training für das Arbeitsgedächtnis, auch Kurzzeitgedächtnis genannt, und die vierte Gruppe machte gar keine besonderen Übungen, sondern lief unter »Wait-and-see-group«. Übersetzt würde man sie die »Abwarten- und-Tee-trinken-Gruppe« nennen.

Den Forschern war schon vorher klar, dass die Teilnehmer der Übungsgruppen direkt nach den zehn Wochen einen gewissen Lerneffekt zeigen würden. Sowohl Merkfähigkeit, logisches Denkvermögen als auch das Gedächtnis kann man durch Übungen und regelmäßiges Üben gut in Schwung bringen. Was die Forscher mehr interessierte war die Frage, ob der Lerneffekt anhalten würde, also auch nach einigen Monaten oder Jahren noch nachweisbar wäre, und ob der Gewinn aus den speziellen Gedächtnisübungen, wie Merk- oder Logiktraining, sich auf die gesamte Leistungskraft des Gehirn auswirken, also ein Transfereffekt entstehen würde. Die Hoffnung der Wissenschaftler: Wer sein Wortgedächtnis trainiert oder das logische Denken, der erhöht vielleicht seine gesamte Leistungskraft des Denkens, im besten Falle sogar seine allgemeine Gehirn-Reserve. Die Idee ist vergleichbar mit dem, was man beispielsweise vom Sprachenlernen kennt: Wer Französisch kann, tut sich häufig mit anderen romanischen Sprachen leichter und lernt mit weniger Aufwand Italienisch oder Spanisch. Das Wissen um die französische Sprache kann man in gewissem Rahmen als Transferleistung in das Lernen anderer Sprachen einbringen. Mit dem Lernen einer Sprache ist die persönliche Sprachkompetenz ganz allgemein größer geworden.

In der ACTIVE-Studie hofft man nun auf einen ähnlichen Effekt auf die geistige Leistungskraft. Nach zwei Jahren wurden die Probanden deswegen in breiterem Umfang auf ihre kognitiven Fähigkeiten hin getestet. Das Ergebnis: Wie erwartet, konnten die Probanden, die ihre Merkfähigkeit trainiert hatten, ihr höheres Niveau halten. Sie konnten sich beispielsweise an mehr Wörter erinnern, die ihnen kurz zuvor gesagt wurden, als die »Abwarten-und-Tee-trinken-Gruppe«. Einen Transfereffekt konnten die Forscher jedoch nicht feststellen. Im restlichen Leben unterschieden sich die trainierten Probanden nicht von der Kontrollgruppe. Sie hatten nicht mehr oder weniger Schwierigkeiten dabei, ihre Bankgeschäfte zu erledigen oder ihren Haushalt zu führen. Die Alltagskompetenz der trainierten und der untrainierten Gruppe war gleich gut ausgeprägt.

Umso überraschter waren die Studiendurchführenden, als sie die Teilnehmer der Studie nach fünf Jahren zum erneuten Test baten[59]: Die Teilnehmer waren inzwischen 70 Jahre und älter. Und siehe da: Die trainierten Probanden schnitten plötzlich nicht nur in ihren speziellen Trainingsgebieten besser ab als die untrainierte Kontrollgruppe, sondern auch in Aufgaben, die ganz alltägliche Aktivitäten betrafen und mit den geübten Fähigkeiten gar nichts direkt zu tun hatten. In der Wissenschaft werden diese Alltagsfähigkeiten unter »Aktivitäten des täglichen Lebens« (ATL) zusammengefasst. Darunter fallen zum Beispiel das Abwickeln von Bankgeschäften, aber auch der Hausputz und die persönliche Hygiene. Menschen mit altersbedingten Gedächtnisschwierigkeiten fällt ihr Defizit häufig genau bei diesen alltäglichen Verrichtungen auf. Sie ertappen sich zum Beispiel im Geschäft dabei, dass sie völlig vergessen haben, was sie einkaufen wollten. Oder sie vergessen einfach, dass schon wieder eine Woche vorbei ist und der Boden gewischt werden müsste, und sie können nur noch schlecht beurteilen, welche Rechnungen zu begleichen, welche Behördengänge zu erledigen sind. Häufig ist das Ausmaß der Schwierigkeiten im Alltag der erste Hinweis darauf, dass die Leistungsfähigkeit des Gehirns und vor allem die Fähigkeit schwinden, sich aktuelle Ereignisse zu merken, zu bewerten und angemessen zu agieren. Eine Demenz beginnt.

Offensichtlich hatte das Training vor fünf Jahren bei den Teilnehmern der ACTIVE-Studie jedoch dazu geführt, dass ihr Gehirn im Vergleich zur »Wait-and-see«-Gruppe allgemein leistungsstärker geworden war und sie vor geistigem Abbau im Alter geschützt hatte. Die Teilnehmer der Logik-Gruppe hatten dabei besonders von ihrem Gehirntraining profitiert. Sie übertrumpften in ihrer Alltagskompetenz auch die anderen trainierten Probanden. Andere Studien scheinen den positiven Langzeiteffekt von aktivem Mentaltraining auf die Leistungskraft des Gehirns zu bestätigen.[60.]

Allerdings muss man dazu sagen, dass es vermutlich nicht so ist, dass die kleine, fünf Jahre zurückliegende Trainingseinheit bei den Probanden für den großen Effekt sorgte. Vermutlich haben die Teilnehmer in den Trainings vielmehr etwas gelernt und erfahren, was sie dazu inspiriert hat, das neu Gelernte weiterzuführen, und so letztlich einen Trainingseffekt erzeugt, der mit den Jahren angewachsen war. Man kennt dieses Phänomen aus der Psychologie: Wenn Probanden beispielsweise die Übungen zur Steigerung von positiven Emotionen gefallen haben, machen sie sie automatisch zu Hause weiter. Beispielsweise weil sie einfach Spaß daran gefunden haben, ihren Fokus bewusst auf das Schöne im Leben zu lenken – so wie sie es im Rahmen der Übungsaufgabe gelernt haben. So könnte es auch sein, dass die Logik-Gruppe nach dem Training auch im alltäglichen Leben mit größerem Vergnügen und häufiger diskutierte. Oder dass die Gruppe, die Methoden für das Training der Merkfähigkeit erlernt hatte, auch im Privatleben häufiger aus Spaß daran Merkübungen machte oder den Einkaufszettel zu Hause ließ. So wäre die kleine Übungseinheit am Anfang der Studie vor allem der Anstoß für ein einfaches und doch effektives Hirnfitnesstraining gewesen, das den Probanden ermöglichte, über die Jahre ihre Gehirn-Reserve und einen gewissen Schutz vor einer Alzheimer-Demenz auszubauen.

Wie sehr unser Gehirn es liebt, gefordert zu werden, kann man dabei auch ganz real beobachten. Wenn wir eine Knobelaufgabe lösen oder uns auf eine Wortreihe konzentrieren, die wir auswendig lernen möchten, kommt der Stoffwechsel unseres Denkorgans sofort in Schwung und es fängt im wahrsten Sinne des Wortes an zu wachsen: Die Synapsen sprießen, kontaktieren andere Nervenzellen, das Nervengeflecht in unserem Gehirn wird dichter, komplexer, leistungsfähiger.

Beispielsweise kann man im Experiment zeigen, dass die Nervenzellen infolge einer geistigen Stimulation viel vom sogenannten »Brain-Derived Neurotrophic Factor« BDNF und Wachstumsfaktoren ausschütten. Beide sind extrem wichtig für das Überleben der vorhandenen Nervenzellen und das Entstehen neuer Neuronen. Wenn die zuständigen Gene ausfallen, ist beispielsweise unsere Lernfähigkeit und die synaptische Plastizität geschwächt.[61] Auch die Entstehung von Synapsen, den Kommunikationsstellen zwischen den Nervenzellen, wird direkt durch geistige Aktivität angeregt und erhöht sich dadurch um erstaunliche 150 bis 200 Prozent, demonstrierte eine Studie.[62] Andere Studien legen die Vermutung nahe, dass mentale Stimulation die Neubildung von Nervenzellen im Hippocampus, dem Zentrum der Gedächtnisleistung, steigern kann.[63] Ein bisschen ist es mit dem Gehirn wie mit einem Muskel: Es wird stärker, wenn es gefordert wird.

Effektive Vernetzung bringt Vorteile im Alter

Inzwischen kann man die kognitive Reserve sogar durch bildgebende Verfahren sichtbar machen. Robert Cabeza vom Zentrum für Cognitive Neuroscience an der Duke Universität North Carolina beobachtete beispielsweise gemeinsam mit einigen Kollegen die Hirnaktivität von jungen und älteren Probanden beim Lösen von Gedächtnisaufgaben.[64] Die funktionale Magnet-Resonanz-Tomographie (fMRT) eignet sich dazu besonders. Am Ende erhalten die Forscher Computerbilder der Gehirne ihrer Probanden bei der Arbeit: Auf den Bildern leuchten die Regionen auf, die während des Experimentes besonders aktiv waren. In Cabezas Versuch sollten die Teilnehmer Wörter memorieren, die ihnen vorher gesagt wurden. Wie erwartet, leuchtete bei den jungen Probanden während der Übung ein kleines Areal in der rechten Stirnhirnhälfte (Präfrontaler Kortex) auf, das typischerweise an der Wiedergabe solcher Merkaufgaben beteiligt ist. Das gleiche Areal leuchtete auch bei den älteren Probanden auf, die in dem Test erwartungsgemäß etwas schlechter abschnitten. Allerdings konnte man schon im fMRT sehen, dass das Gehirn der älteren Teilnehmer nicht so konzentriert und effektiv arbeitete wie das der jungen. Sie mussten sich bei der Denkaufgabe geistig mehr anstrengen. Das aktivierte Areal war viel größer, aber dabei weniger intensiv an der Arbeit.

Anders bei denjenigen älteren Probanden, die im Test überdurchschnittlich gut abschnitten. Bei dieser Gruppe leuchtete im fMRT erstaunlicherweise neben der Region in der rechten Gehirnhälfte auch ein zweites Areal in der linken Gehirnhälfte auf. Und zwar genau das spiegelbildliche Areal zu dem, das bei den jungen Probanden aktiv war. Die Vermutung der Forscher: Ältere Menschen, die überdurchschnittlich gute Gedächtnisleistungen zeigen, können Teile ihres Gehirns aktivieren, die bei jungen Menschen nicht in diese Denkleistung einbezogen sind, aber potenziell die Fähigkeit zu genau diesem Denkprozess haben. Sie können ihr Gehirn in gewisser Weise optimiert nutzen. »Ältere Menschen, die sehr gute Gedächtnisleistungen zeigen, gleichen den altersbedingten Rückgang der Nervenzellen offensichtlich durch eine plastische Reorganisation von neuronalen Netzwerken aus«, folgert Roberto Cabeza. Grundlage für diese Fähigkeit der Reorganisation ist die effektive und vielfältige Verknüpfung der Nervenzellen im Gehirn, die wir weiter vorne bereits als aktive Gehirn-Reserve beschrieben haben.

Hat Ihr Gehirn noch Kapazitäten frei?

Vielleicht fragen Sie sich jetzt, wie es denn wohl um Ihre Gehirn-Reserve steht. Wie stark Ihr Gehirn ausgelastet ist, wenn Sie Ihren Alltag bewältigen, ob es eher leistungsstark ist oder am Anschlag arbeitet, wenn Sie Ihrer Arbeit nachgehen oder eine Knobelaufgabe lösen. Man spürt ja schließlich nicht, ob man eine Aufgabe mit viel oder wenig Hirnschmalz löst. Aber es gibt durchaus einige Hinweise darauf, ob man bei bestimmten Alltagstätigkeiten noch Kapazitäten im Gehirn frei hat – oder nicht –, die jeder leicht bei sich selbst aufspüren kann.

Wir haben für Sie ein paar typische Situationen zusammengestellt, die beschreiben, wie wir reagieren, wenn unser (gesundes) Gehirn an die Grenzen seiner Gedächtnisleistung kommt. Beantworten Sie sich selbst einfach folgende Fragen:

Test: Sieben Fragen an Ihr Gehirn

1. Können Sie sich in einer Kneipe gut und konzentriert unterhalten – auch wenn es um Sie herum etwas lauter und unruhig zugeht?
2. Kennen Sie das: Sie wandern oder gehen spazieren und unterhalten sich dabei mit Ihrer Begleitung. Dann kommt eine schwierige Stelle, ein steiniger Abstieg, eine etwas wacklige Brücke. Können Sie sich weiter unterhalten?
3. Stellen Sie sich vor, dass Sie sich mit dem neuen Programm Ihres Computers oder der Bauanleitung für den neuen Schrank beschäftigten. Können Sie die einzelnen Schritte lesen und dann umsetzen, ohne laufend wieder in die Anleitung zu blicken?
4. Mögen Sie lange Texte? Zum Beispiel die langen, ausführlichen Artikel einer Wochenzeitung?
5. Sie haben Ihr Buch für einige Zeit zur Seite gelegt. Wissen Sie nach zehn Tagen noch, was in der Geschichte passiert ist? Wie die handelnden Personen heißen?
6. Lieben Sie es, bei der Arbeit Ihre Lieblingsmusik zu hören. Können Sie sich trotz der Nebengeräusche gut konzentrieren?
7. Wenn Sie eine neue Aufgabe bekommen, freuen Sie sich darauf, sich in die Sache einzuarbeiten? Ganz gleich, ob es die Handhabung des neuen Handys ist oder eine Aufgabe im Job, die Sie bisher noch nie auf dem Tisch hatten.

Wenn Sie alle Fragen mit »Ja« beantwortet haben, funktioniert Ihr Gedächtnis vermutlich ziemlich gut. Falls Sie einige »Nein« dazwischen haben, arbeitet Ihr Gedächtnis derzeit anscheinend nicht optimal. Ein Mangel an Konzentration ist häufig der Grund, wenn man sich in lauter Umgebung nicht unterhalten mag (Frage 1) – Voraussetzung ist allerdings, dass man keine Schwierigkeiten mit dem Hören hat! Auch die leichte Ablenkbarkeit durch Nebengeräusche (Frage 6) kann ein Zeichen für eine gewisse Konzentrationsschwäche sein. Wenn man sich nur zum Lesen sehr kurzer Zeitungsartikel aufraffen kann, weil man bei den langen »am Ende nicht mehr weiß, was vorne stand« (Frage 4), ist dies auch häufig einem Mangel an Konzentration zuzuschreiben. Manche Menschen haben auch einfach ihre Merkfähigkeit für einige Zeit vernachlässigt und sind deshalb in diesem Bereich schwach (Frage 3 und 5). Das kann passieren, wenn man sich so gut wie nie etwas merkt, sondern alles aufschreibt und den Denksport dem Handy oder dem elektronischen Terminkalender überlässt. Manche Menschen – häufig ältere – beschäftigen sich zu selten mit neuen Dingen (Frage 3, Frage 7) und bremsen so ihre Lernfähigkeit und die Leistungskraft ihres Gehirns aus. Auch körperliche Probleme können dazu führen, dass man denkt, man hätte kein gutes Gedächtnis (Frage 2): Wer unsicher auf den Beinen ist, braucht seine ganze geistige Leistungskraft für die Koordination der Motorik. Für ein Gespräch hat das Gehirn dann keine Kapazitäten mehr frei.

Nützliche Übungen für jedermann

»Manche Gedächtnisleistungen wie Merkfähigkeit, Konzentration, Wortfindung oder logisches Denken kann man gut einzeln trainieren«, erklärt Professor Hans Georg

Nehen, Chef der Memory-Clinic in Essen.[65] Und wie die ACTIVE-Studie zeigte, trainiert man mit diesen Übungen mit der Zeit letztlich vermutlich auch seine gesamte Gehirnleistung und Gehirn-Reserve.

Bleibt die Frage, welche Übungen für den Geist besonders effektiv und empfehlenswert sind. Muss man an Forschungsgruppen oder Gedächtnistrainings teilnehmen, um seine Gedächtnisleistung und auf lange Sicht seine Gehirn-Reserve zu erhöhen?

Nein, im Gegenteil. Die meisten Übungen im Rahmen von Forschungsvorhaben sind natürlich sehr standardisiert und insofern schnell etwas langweilig. Und niemand muss ein wissenschaftlich angeleitetes Training absolvieren, um sein Gehirn fit für den Alltag und für das Alter zu machen. Im Gegenteil. Das Training für den Geist ist umso effektiver, je häufiger man es ausführt. Und das geht natürlich am leichtesten, wenn sich die Trainingseinheiten so unauffällig wie möglich in den ganz normalen Tag eingliedern, im besten Falle sogar noch Spaß machen.

Insofern wollen wir an dieser Stelle die Ergebnisse aus der Hirn- und Gedächtnisforschung etwas freier übersetzen und Ihnen ein paar Anregungen für das ganz normale Leben geben. Mithilfe unserer Ideen können Sie sich Ihre ganz eigenen Übungen und Freizeitaktivitäten zusammenbasteln – schon dieser kreative Akt wird Ihr Gehirn besser vernetzen. Viel Spaß dabei!

Lassen Sie Ihr Gehirn querdenken: Bekannte Fähigkeiten auf etwas Neues zu übertragen, ist eine effektive Methode, um im Gehirn neue Spuren zu legen, neue Vernetzungen anzuregen. Überlegen Sie, wo Sie Ihre Fähigkeiten auf ungewöhnliche Art einsetzen könnten. Eine Journalistin könnte sich zur Abwechslung eine Kindergeschichte ausdenken, statt Nachrichten zu schreiben. Eine Bäckerin könnte, statt Teig zu kneten, ein Wochenende im Bildhauerkurs verbringen. Ein strategisch denkender Bankfachmann könnte seine Stärke in einem Strategiespiel ausprobieren.

Mit dieser Übung trainieren Sie Ihre kreativen Fähigkeiten und entwickeln Ihre Fähigkeiten zum assoziativen Denken weiter.

Gönnen Sie Ihrem Gehirn neue Sichtweisen: Unser Gehirn ist immer bestrebt, sich den aktuellen Umweltbedingungen anzupassen – damit wir in der jeweiligen Umgebung gut zurechtkommen. Neues zu entdecken bringt unser Gehirn deshalb extrem in Schwung, vorausgesetzt wir nähern uns dem Neuen mit Neugier und nicht mit Angst. Eine Anregung: Nehmen Sie für eine Stunde die Rolle einer anderen Person ein, die ihres Kindes, Ihres Partners, eines Freundes, Ihrer Chefin. Versuchen Sie wirklich, die Welt durch die Augen dieser anderen Person wahrzunehmen. Was interessiert diesen Menschen? Wie sieht er die Welt? Wie spricht er? Was freut, was ärgert ihn? Wer solche Spiele mag, kann sich auch einfach bei der nächsten Volkshochschule im Theaterkurs oder beim Theatersport anmelden.

Mit dieser Übung trainieren Sie Ihre Konzentrationsfähigkeit, Ihre Assoziationskraft und auch Ihre Kreativität.

Verlassen Sie öfter einmal ausgetretene Pfade: Wer es lieber weniger verspielt mag, kann seinem Gehirn auch ganz real neue Wege und Sichtweisen zeigen: Gehen Sie einen neuen Weg zur Arbeit oder nehmen Sie ein ungewohntes Verkehrsmittel. Das Rad? Zu Fuß? Auf Rollschuhen? Wählen Sie für den Sonntagnachmittag neue Spazierwege, zum Beispiel indem Sie blind auf den Stadtplan tippen – und dorthin fahren, wo Sie Ihr Finger hingeführt hat. Das Gehirn liebt Ausflüge, bei denen es so viel Neues erleben darf.

Wahrnehmung und Konzentration werden bei solchen Ausflügen geschult, aber auch die Orientierungsfähigkeit.

Bringen Sie Ihr Gehirn auf Trab: Bewegung ist interessanterweise etwa genauso förderlich für unsere Gehirnentwicklung wie das Denken. Am Universitätsklinikum Ulm untersuchte ein Forschungsteam in den Jahren 2005 und 2006 explizit den Einfluss von Ausdauersport auf die Leistungskraft des Gehirns. Die Wissenschaftler schickten gesunde junge Menschen mehrmals pro Woche für 30 Minuten zum Joggen und untersuchten die Effekte auf die Leistung des Gehirns, kurzfristig und langfristig. Die Ergebnisse überstiegen alle Erwartungen: Nach sechs Wochen Training konnten die Läufer signifikant besser denken, sich besser konzentrieren und sich besser in der Welt orientieren – und sie hatten auch noch bessere Laune als die Vergleichsgruppe. Folgerichtig titelten die Forscher ihre Studie mit 100 Teilnehmern, von denen 77 bis zum Ende durchhielten, »Laufen macht schlau!«. Nach 17 Wochen Lauftraining konnten die Probanden die exekutiven Funktionen im Frontalhirn nachhaltig verbessern, erklärt Studienleiter Dr. Ralf K. Reinhardt, hauptamtlicher Dozent für Anatomie, Physiologie, Histologie und Hämatologie an der Akademie für Gesundheitsberufe am Universitätsklinikum Ulm.[66]

Das Frontalhirn ist dabei der Ort, wo wir Pläne entwerfen, aber auch Pläne verfestigen und in die Ausführung unserer Pläne eingreifen, etwa um einen Fehler zu korrigieren. Wenn unser Frontalhirn gut arbeitet, können wir schneller entscheiden, ob eine Information gerade wertvoll für uns ist oder nicht – eine extrem hilfreiche Fähigkeit im Privatleben wie im Beruf. Reinhardt hat noch mehr Beispiele für den praktischen Nutzen dieses Trainingseffektes: »Zum Beispiel steigt auch die Fähigkeit, gute Ideen schneller von schlechten zu unterscheiden oder relevante und irrelevante

Fakten in Veröffentlichungen und Gesprächen schneller zu erkennen.« Durch das Lauftraining verbesserten sich auch andere Gehirnfunktionen, unter anderem das räumliche Vorstellungsvermögen. »Das ist beispielsweise für Ingenieure, Architekten und Mediziner ein besonders großer Gewinn«, weiß Reinhardt.

Neue Studien lassen sogar vermuten, dass Sport die Gehirnzellen regelrecht wachsen lassen kann, vor allem im Hippocampus, der zentralen Schaltstelle für unser Gedächtnis. Es gibt inzwischen gute Hinweise darauf, dass Sport sich günstig auf die Neuroneogenese und die Überlebenszeit der Nerven auswirkt.

Vermutlich hat nicht nur das Laufen diesen positiven Effekt auf das Gehirn. Auch weniger anstrengende Bewegung wirkt sich positiv auf unsere Gehirnplastizität aus. Vor allem die Kombination von körperlichem und mentalem Training regt die neuronale Vernetzung an und verbessert die Gedächtnisleistung spürbar – sogar im hohen Alter.[67]

Geeignete Sportarten sind beispielsweise Tanzen oder auch Golf spielen. Auch ein Musikinstrument zu lernen, verbindet Bewegung mit geistiger Leistung. Wissenschaftlich nachgewiesen ist die positive Wirkung von Brainwalking: Man geht alleine oder gemeinsam spazieren und löst dabei verschiedene Knobelaufgaben. Das trainiert die Gedächtnisleistung auf breiter Ebene, eignet sich aber auch sehr zur Vorbereitung auf Prüfungen oder fürs Memorieren von Vokabeln einer Fremdsprache. (Brainwalking-Kurse, bei denen die Teilnehmer unter Anleitung geschulter Trainer flott spazieren gehen und dabei leichte Konzentrations- und Gedächtnisaufgaben lösen, werden inzwischen vielfach angeboten.) Letztlich sollte allerdings die Freude am Tun darüber entscheiden, welches »Psychomotorik-Hobby« man pflegt oder aufnimmt. Und: Bleiben Sie dran, auch wenn es am Anfang schwerfällt. Erst nach einigen Wochen

Übung stellt sich eine Art Automatismus der Lust ein – und man möchte das Spiel oder den Sport nicht mehr missen.

Was bringt Gedächtnistraining?

Wort- und Zahlenrätsel wie Sudoku ebenso wie elektronische Denksportaufgaben sind derzeit hoch im Kurs. Leider zeigen Studien immer wieder, dass dieses Gehirntraining vor allem für exakt die Aufgaben etwas bringt, die man übt – aber die allgemeine Leistungskraft des Gehirns dabei nur in bescheidenem Maße trainiert wird. »Mit Gedächtnistraining kann die Leistung in Bezug auf die trainierten Aufgaben dramatisch steigen«, erklärt Susanne Jaeggi, Psychologin und Gedächtnisspezialistin an der Universität Bern. »Aber der Transfer dieser Lernerfolge auf andere Bereiche ist sehr gering.«[68] Wer im Gehirnjogging ein Ass ist, versteht das neue Computerprogramm trotzdem nicht schneller. Woran liegt das? Sobald unser Gehirn eine Strategie für das Lösen einer Aufgabe entwickeln kann, schaltet es auf Autopilot – und ruht sich ansonsten aus. Der Trainingseffekt für die allgemeine Gedächtnisleistung schwindet, auch wenn die Leistung in der Aufgabe vielleicht sogar noch steigt.

Gedächtnisaufgaben, die den gesamten Geist schulen, zeichnen sich dagegen dadurch aus, dass sie möglichst viele verschiedene Gedächtnisleistungen permanent fordern und sich so schnell verändern, dass sie das Gehirn immer wieder an seine Kapazitätsgrenze bringen, erklärt Jaeggi. Der Autopilot-Modus wird verhindert. Jaeggi hat gemeinsam mit Kollegen an der Universität Bern ein Computer-Gedächtnistraining entwickelt, dass genau diesen Effekt hat, den »Braintwister« (Informationen und Bezugsmöglichkeit: www.apn.psy.unibe.ch/content/application/braintwister/index_ger.html). Die Aufgaben in diesem Programm verändern sich kontinuierlich im Austausch mit der Leistung des Spielers. Es gibt Versionen für jüngere und für ältere Menschen. Und erste Studien zeigen, dass diese Art des Gedächtnistrainings mit Übungen tatsächlich funktioniert.

Testpersonen, die mit dem Braintwister arbeiteten, konnten nach einigen Übungsrunden nicht nur die Aufgaben dieses speziellen Programms besser lösen, sondern auch völlig andere Denksportaufgaben. Sie hatten ihre fluide Intelligenz, wie beispielsweise ihre Merkfähigkeit, ganz allgemein verbessert.

Das Gehirn: Angepasst an soziale Herausforderungen

Ähnlich anregend wie ein gut ausgearbeitetes Gehirntraining kann interessanterweise auch soziale Interaktion auf unseren Geist wirken. Wenn wir anderen Menschen begegnen, laufen unsere grauen Zellen auf Hochtouren. Das zeigte beispielsweise ein Versuch des Psychologen Oscar Ybarra von der Universität Michigan. Ybarra bat knapp 80 Studenten ins Versuchslabor und teilte sie in drei Gruppen: Die eine Gruppe diskutierte zehn Minuten lang über ein kontroverses Thema. Die zweite Gruppe löste Kreuzworträtsel und Denksportaufgaben. Unterhalten durften sie sich nicht. Die dritte Kontrollgruppe schaute stumm fern. Die anschließenden Gedächtnistests zeigten: Die Teilnehmer der Zehn-Minuten-Diskussion und die Denksportler schnitten in Denkgeschwindigkeit und Merkfähigkeit viel besser ab als die TV-Gruppe. »Schon eine kurze soziale Interaktion fördert unsere kognitive Leistung«, erklärt Oscar Ybarra.[69]

Warum ist das so? Schon wenn wir mit einem Bekannten kurz die Meinung über aktuelle Tagespolitik austauschen, ist das Gehirn auf vielen Ebenen gefordert: Die Aufmerksamkeit fokussiert auf das Gegenüber. Dabei sorgt das Gehirn dafür, dass störende Ablenkungen ausgeblendet werden. Wir erfassen das Thema des Gesprächs und behalten es im Arbeitsgedächtnis, auch wenn die Unterhaltung zwischendurch mal abschweift. Während des Sprechens werden im Kopf bereits die nächsten Sätze formuliert. Zeitweise schlüpfen wir im Geiste sogar »in die Haut« unseres Gegenübers, um seinen Standpunkt besser zu verstehen. Noch während wir reden, rufen wir in unserem Langzeitgedächtnis Erinnerungen an frühere Gespräche und ähnliche Situationen ab und vergleichen sie mit der neuen Situation. Und wie nebenbei analysiert unser Hirn auch noch alle nonverbalen Signale: Mimik, Gestik und Stimmlage verraten uns die Stimmung, aber auch die Absicht des Gegenübers. Kurz gesagt: Wenn wir uns engagiert unterhalten, leistet das Gehirn Schwerarbeit auf allen Ebenen und trainiert sich so mit jeder intensiven sozialen Interaktion selbst. Möglicherweise summieren sich die positiven Effekte sozialer Interaktion im Idealfall im Laufe eines Lebens sogar zu einer insgesamt besseren Hirnleistung: Ybarra konnte anhand von 3600 Personen im Alter von 24 bis 96 Jahren zeigen: Die Menschen, die sich häufiger mit anderen trafen oder mit ihnen am Telefon plauderten, hatten deutlich bessere kognitive Fähigkeiten als Personen mit wenig Sozialleben – und das unabhängig vom Alter.

Idealtraining soziale Interaktion. Diese Erkenntnisse können Sie für Ihr persönliches Hirntraining nutzen: Nehmen Sie sich wieder einmal Zeit für Ihre besten Freunde. Nicht nur zum schnellen Kaffee, sondern treffen Sie sich für ein paar Stunden wirklich, um sich zu begegnen. Zum Kaffee oder zum Feierabend-Bier. Bei einem Spaziergang am Fluss oder um den Stadtpark. Oder zu einem gemeinsamen

Kulturerlebnis. Tauschen Sie sich anschließend auch noch über das Erlebte aus. Sprechen Sie über Ihre Gefühle, Ihre Meinung, woran Sie die Figuren, die Musik erinnert haben.

Zum einen wird im Austausch mit anderen das logische Denken geschult, aber auch Aufmerksamkeit, Konzentration, Merkfähigkeit und Kreativität sind gefordert.

Eine Reihe von Forschern geht inzwischen sogar davon aus, dass das komplexe Sozialleben des Menschen der Hauptgrund dafür ist, dass das menschliche Gehirn im Laufe der Evolutionsgeschichte auf seine beachtliche Größe herangewachsen ist. Unser Gehirn musste seine Kapazität immer weiter ausbauen, damit wir fähig wurden, immer diskretere und komplexere Anzeichen im Verhalten, der Mimik und der Ausstrahlung anderer Menschen zu deuten, um uns in der Gemeinschaft zurechtzufinden. In den letzten Jahren wurde deshalb die »Theory of Mind« formuliert, die eine typisch menschliche Fähigkeit umschreibt: Wir versuchen ständig, uns in andere Menschen hineinzuversetzen, um deren Wahrnehmungen, Gedanken und Absichten zu verstehen und auf diese Weise unser eigenes Verhalten vernünftig anzupassen.[70] Das Gehirn musste nicht so groß werden, damit die Menschen das Feuer entdecken und einen Computer bedienen können. Aber für ein differenziertes, gut an die Erfordernisse angepasstes Sozialverhalten braucht man den gesamten Geist. Das wird besonders auffällig bei Menschen, die aufgrund einer gewissen Einschränkung nur wenig Energie auf das Sozialleben lenken, beispielsweise Autisten. Sie sind häufig in bestimmten Fähigkeiten sehr leistungsstark, aber sozial und in der Fähigkeit, sich in andere Menschen hineinzuversetzen, nur unterdurchschnittlich begabt.

Eine mögliche Erklärung wäre: »Ein Mangel an Theory of Mind kann bei manchen Menschen mit autistischer Veranlagung erhebliche Reserven für Spezialbegabungen freisetzen (idiots savants); dies kann als Hinweis darauf bewertet werden, wie viele Ressourcen normalerweise durch Theory-of-Mind-Leistung gebunden sind.«[71]

Die Bedeutung der Motivation für die Gehirn-Reserve

Neu in der Diskussion um die kognitive Reserve und ihren praktischen Nutzen für die Leistungskraft unseres Gehirns im Alter ist die Idee der Psychologen und Altersforscher Andreas Maercker und Simon Forstmeier von der Universität Zürich. Sie brachten den Aspekt der Motivation in die Diskussion rund um die Frage: Was unterscheidet Menschen, die geistig fit altern, von Menschen, die in späteren Jahren sehr vergesslich, unselbstständig und sogar dement werden?

Ihre Idee: Im praktischen Leben kommt es ja nicht nur darauf an, dass man genug Hirnleistung hat, um eine Entscheidung zu treffen oder eine Handlung auszuführen, man muss sich auch aufraffen, es zu tun. Oder wie der Volksmund sagt: »Von nix kommt nix.« Beispielsweise kann ein Mensch sich leicht überlegen, dass er seinen Arbeitsplatz gerne wechseln würde, weil ihn die alte Arbeit langweilt. Oder dass er gerne umziehen will, weil die Wohnung im ersten Stock mit den Treppenstufen zu anstrengend geworden ist. Aber ob er wirklich einen neuen Job oder eine neue Wohnung sucht, Bewerbungen schreibt und einen Umzugswagen bestellt – das hat mit der kognitiven Leistungskraft seines Gehirns weniger zu tun als mit seiner Motivation, also der Fähigkeit, sich aufzuraffen und auf ein gestecktes Ziel zuzugehen. Dabei hat das Maß der Motivation einen direkten Einfluss auf unsere geistige Aktivität. Denn wer nur daran denkt, sich neuen Herausforderungen zu stellen oder ein Ziel anzustreben, fordert sein Gehirn natürlich sehr viel weniger als jemand, der sich wirklich neuen Herausforderungen stellt oder sich auf den Weg macht, um ein Ziel zu erreichen.

Dabei zeichnen Menschen mit hoher Motivation, die in der Regel die Ziele erreichen, die sie sich gesetzt haben, vor allem zwei Fähigkeiten aus: Zum einen können sie Aktionen planen, die sie ihrem Ziel näher bringen. Zum anderen haben sie die Fähigkeit, gesetzte Ziele auch angesichts von Schwierigkeiten weiterzuverfolgen. Sie verfügen über den Willen, ihre Ziele zu erreichen, genauso wie über die Kraft, den Weg dorthin unbeirrt zu gehen. Aus der Lernforschung weiß man beispielsweise, dass Studenten, die mehr Fähigkeiten haben, sich selbst immer wieder zu motivieren, effektiver lernen und bessere Lernerfolge erzielen. Sie erreichen im Schnitt höhere Abschlüsse. Motivation ist sozusagen die Basis, die unser Engagement für unsere geistige Gesundheit und damit die Gehirn-Reserve erst möglich macht.

Die »motivationale Reserve«

Für Maercker und Forstmeier ist genau deshalb der Faktor Motivation neben der Gehirn-Reserve einer Person die zweite Komponente, von der entscheidend abhängt, wie selbstbestimmt ein Mensch sein Leben leben kann – auch und gerade, wenn Einschränkungen körperlicher oder geistiger Natur auftreten. Analog zum Konzept der kognitiven Reserve kreierten die Schweizer Forscher deshalb den Begriff der »motivationalen Reserve«.[72] Ihre Vermutung: Jemand mit durchschnittlichen kognitiven Fähigkeiten, aber wenig Motivation wird eher aufgrund einer beginnenden Demenz unselbstständig werden und gravierende Einschränkungen erleben als ein Mensch mit gleich viel kognitiven Möglichkeiten und mehr Motivation. Der Erste wird einfach früher aufgeben, sich für seine Selbstständigkeit zu mühen, wenn es schwierig wird oder bestimmte Alltagstätigkeiten auf dem gewohnten Wege gar nicht mehr zu bewältigen sind. Er wird vielleicht nicht mehr das Haus verlassen, wenn das Gehen schmerzhaft ist. Oder soziale Kontakte aufgeben, wenn die alten Freunde nicht mehr im gewohnten Rahmen zu treffen sind. Eine Abwärtsspirale der Unselbstständigkeit und sozialen Isolation kann so in Gang kommen.

Der Gegenentwurf dazu wäre die ältere Person, die vor allem durch ihre Motivation besticht. Fast jeder kennt solche Menschen. Der 80-Jährige, der Schmerzen beim Gehen hat und sich trotz aller Schwierigkeiten auf eine geplante Reise macht. Die 70-Jährige, die nach einem Schlaganfall mit einer unglaublichen Zähigkeit wieder sprechen lernt. Man kann sogar sagen, dass die meisten Prominenten, die auch noch im betagten Alter in der Öffentlichkeit auftreten, sich besonders durch ihre hohe Motivation auszeichnen. Altbundeskanzler Helmut Schmidt wäre so ein Beispiel. Der Entertainer Johannes Heesters ebenso oder auch die mittlerweile verstorbene Schauspielerin Inge Meisel. Die Kraft, sich immer wieder auf die Füße zu stellen, ist bei diesen Menschen enorm stark ausgeprägt.

Motivation als Motor für Aktivität

Um ihre Idee von der Bedeutung der Motivation für die geistige Fitness im Alter in der Praxis zu überprüfen, untersuchten Maercker und Forstmeier 147 Menschen in der Schweiz, die zwischen 60 und 94 Jahre alt waren und keine Anzeichen von Demenz zeigten. In einem 60- bis 90-minütigen Test wurden die kognitiven Fähigkeiten der Probanden eingehend geprüft. In einem ausführlichen Fragebogen sollten die Teilnehmer außerdem detailliert über ihr Berufsleben und ihre Tätigkeiten Auskunft geben, über ihre Ausbildung, die erste Arbeitsstelle, die Arbeit, die sie die längste Zeit ausgeführt hatten, usw. Außerdem wurden Fragen gestellt, die Rückschlüsse auf das psychische Wohlbefinden ebenso wie auf emotionale Probleme zulassen. Auch die Fähigkeiten im Bereich der Motivation wurden abgefragt. So konnten die Probanden auf einer Skala von eins bis vier bzw. sechs verschiedene Fragen rund um das Thema Motivation und Entscheidungsfähigkeit einordnen und bewerten, ob sie den jeweiligen Satz für sich zutreffend fanden oder eher nicht. Zum Beispiel: »Wenn ich mich entscheide, etwas zu tun, dann kann ich es kaum erwarten anzufangen«, »Wenn ich darüber nachdenke, ob ich etwas tun möchte oder nicht, kann ich mich in der Regel relativ schnell für eins von beiden entscheiden« oder: »Ich kann mich normalerweise ganz gut selbst motivieren, wenn mein Entschluss, etwas durchzuhalten, erlahmt.« Das Ergebnis der Untersuchung: Die Probanden, die besonders hohe Werte in den motivationalen Fähigkeiten hatten, schnitten auch in den Gedächtnistests und in der Lebenszufriedenheit überdurchschnittlich gut ab. Sie erlebten weniger Ängste und depressive Verstimmungen. Sie hatten häufiger das Gefühl, ihr Leben in der Hand zu haben und verfügten über ein gutes Selbstbewusstsein. Maerckers Schlussfolgerung: »Ausgeprägte Fähigkeiten im Bereich der Motivation sind vermutlich ein Schutzfaktor gegen die Manifestation von kognitiven Einschränkungen und emotionalen Problemen in späteren Lebensabschnitten.«

Mit diesen Beobachtungen bringt Maercker nicht nur einen wissenschaftlich interessanten Aspekt in die Diskussion um das gelungene Altern ein, sondern auch einen sehr menschlichen: Denn was nutzen Gehirn-Reserve und geistige Leistungskraft im Alter, wenn man sich nicht am Leben freuen kann? Das ist doch die eigentliche Kunst am guten

Altern: dass man die Lebenserfahrung, die man hat, genießen und gut für sich einsetzen kann. Und dass man zugleich Wege und psychische Fähigkeiten erlernt hat, wie man mit den Einschränkungen und Verlusten umgeht, die das Alter nun einmal mit sich bringt.

Was kann man daraus für sein eigenes Leben lernen? Viel, finden die Forscher. Denn wenn unsere Motivation für das gelungene Älterwerden genauso wichtig ist wie unsere kognitiven Fähigkeiten, haben wir einen kleinen Trumpf in der Hand: »Die Fähigkeiten, die in ihrer Summe Motivation ausmachen, kann man relativ leicht durch Übung verbessern«, erklärt Andreas Maercker.[73] Und damit meint er nicht, dass jeder einen Kurs mit dem Titel »Wie motiviere ich mich?« belegen sollte. Vielmehr geht es darum, im Kleinen und jeden Tag darauf zu achten, wie man mit sich und seinem Leben umgeht. Wie man seine Ziele auswählt und den Weg dorthin in gehbare Etappen einteilt. Wie man mit Schwierigkeiten auf dem Weg zum Ziel umgeht. Wie man sich aufrappelt, wenn etwas völlig schiefgelaufen ist, sich der Vorsatz als unerreichbar entpuppt. Wie man sozial zufriedenstellend agiert, mit Mitmenschen kooperiert, Hilfe annimmt oder auch selbst helfend tätig werden kann. Und vor allem: dass man aktiv bleibt, die persönliche Motivation am Leben hält – ganz gleich, wie alt man ist.

Wenn man die Ergebnisse der aktuellen Forschung zusammenfasst, kann man nur betonen, was der Volksmund schon lange weiß: »Wer rastet, der rostet.« Oder etwas differenzierter formuliert: »Ein reger Geist rostet nicht oder zumindest sehr viel langsamer.« Für das alltägliche Leben könnte das bedeuten: Bleiben Sie aktiv in den Lebensbereichen, die Ihnen Freude bereiten, Sie fordern und anregen – und springen Sie über Ihr inneres Vorurteil, das Ihnen einreden will, Sie seien dazu zu alt.

Im nächsten Kapitel lesen Sie, wie Menschen genau dies schaffen. Wie sie ihre Ziele und Interessen lebendig halten – trotz der Einschränkungen, die das Alter mit sich bringen kann, wie beispielsweise gesundheitliche Probleme oder eine gewisse geistige Langsamkeit. Und Sie erfahren, warum man diese Tricks und Strategien getrost als »Geheimnis der Zufriedenheit im Alter« bezeichnen kann.

Exkurs

Gegen das Vergessen:
Behandlungsmöglichkeiten von Demenzerkrankungen heute und in Zukunft

Heilen kann man eine Alzheimer-Demenz bisher wirklich nicht. Hirnregionen, die zerstört sind, sind zum großen Teil unwiederbringlich kaputt. Aber man kann inzwischen mit Hilfe von Medikamenten doch sehr viel tun, um das Fortschreiten der Demenz zu verzögern. Psychotherapie kann helfen, mit den psychischen Schwierigkeiten umzugehen, die gerade die Anfangsphase einer Demenz begleiten. Es gibt sehr wohl ein lebenswertes Leben nach der Diagnose. Unterstützung für die Angehörigen gehört dabei unbedingt auch in ein effektives Behandlungskonzept.[74]

Aufklärung

Die Behandlung eines Patienten mit Demenz beginnt mit dem Aufklärungsgespräch. Eine aktuelle repräsentative Umfrage zeigt, dass der Kenntnisstand der Bevölkerung über die Merkmale einer Alzheimer-Demenz sehr unbefriedigend ist.[75] Über 90 Prozent der Bevölkerung geben jedoch an, dass sie im Falle einer Demenz aufgeklärt werden möchten, und über 80 Prozent wünschen diese Gespräche gemeinsam mit einer Vertrauensperson zu führen. Nur weniger als zehn Prozent der Bevölkerung wollen im Erkrankungsfall nicht persönlich informiert werden und ganz wenige wünschen sich, dass kein Dritter von ihrer Erkrankung erfährt.

In diesem Aufklärungsgespräch geht es darum, Betroffene und die Angehörigen (falls es der Patient wünscht) über die Erkrankung aufzuklären, ohne sie unnötig in Angst zu versetzen, und mögliche Behandlungsmethoden aufzuzeigen, die die Auswirkungen der fortschreitenden Alzheimer-Erkrankung abschwächen. Wichtige Punkte dabei sind:

- Symptomatik (Gedächtnisstörungen und deren Konsequenzen für den Alltag)
- Verlauf (häufig verschlechtert sich die Gedächtnisleistung nur langsam und über Jahre hinweg – aber man sollte natürlich darauf vorbereitet sein, dass es auch schneller gehen kann)
- Behandlungsmöglichkeiten (Gedächtnishilfen, die gewisse Schwächen ausgleichen, praktische Anregungen für den guten Umgang miteinander, Möglichkeiten von Medikamenten etc.)
- Kontaktadresse der regionalen Vertretung der Alzheimer-Gesellschaft (www.deutsche-alzheimer.de), Informationsmaterial

Medikamente

Zwei Arten von Medikamenten sind heute dafür bekannt, dass sie die Symptome einer Alzheimer-Demenz mildern können, bzw. den Krankheitsverlauf für einige Zeit stark verlangsamen können: Memantine und Acetylcholinesterasehemmer. Beide Medikamente greifen in den Gehirnstoffwechsel ein und wirken den Schädigungen entgegen, die die Alzheimer-Veränderungen verursachen.

Die Wirkung der Acetylcholinesterasehemmer kann man sich dabei ungefähr so vorstellen: Durch die Alzheimer-Veränderungen im Gehirn kommt es schon früh zu einer Abnahme des Botenstoffes Acetylcholin. Warum? Weil viele Nervenzellen, die Acetylcholin herstellen, gerade in den Gebieten des Gehirns liegen, die als Erstes durch die Alzheimer-Veränderungen zerstört werden. Acetylcholin ist jedoch der Stoff, der als Bote zwischen den Nervenzellen wirkt. Das heißt: Ohne Acetylcholin kann keine Nachrichtenübermittlung von einer Nervenzelle zur anderen stattfinden.

Die Acetylcholinesterasehemmer verzögern nun den Abbau des Acetylcholin. Folglich steht der Botenstoff den Nervenzellen länger zur Verfügung – die verminderte Produktion von Acetylcholin wird in gewisser Weise ausgeglichen. Die Nachrichtenübermittlung läuft problemloser. Der Effekt: Das Gedächtnis der Betroffenen funktioniert wieder besser. Derzeit sind drei Mittel zur Behandlung von leichten und mittelschweren Alzheimer-Demenzen zugelassen: Die Antidementiva Donepezil, Galantamin und Rivastigmin.

Im guten Falle werden durch die Medikamente wieder alltägliche Tätigkeiten möglich, die vorher nur mit fremder Hilfe gelangen. Beispielsweise können sich manche Patienten unter der Behandlung mit Antidementiva wie früher selbst ankleiden. Vor der Behandlung waren sie nicht mehr in der Lage zu entscheiden, dass ein Pullover über den Kopf und die Hose über die Beine gehört. Auch Unterhaltungen fallen häufig wieder leichter, Konzentration und Stimmung bessern sich. Häufig sind die Verbesserungen sehr abhängig von der Tagesform, aber insgesamt kommen Patienten mit Hilfe der Antidementiva zum Teil wieder selbstständiger in ihrem Leben zurecht.

Bei der Behandlung mit Antidementiva kann man von einer »Parallelverschiebung« der Symptome sprechen.[76] Mithilfe der Medikamente können die Symptome der Alzheimer-Erkrankung um acht bis zwölf Monate in die Zukunft verschoben werden. Oder anders herum formuliert: Mithilfe der Antidementiva erlangt der Patient seine kognitiven Möglichkeiten zurück, die er acht bis zwölf Monate zuvor ohne Antidementiva hatte. Man dreht die Krankheitsuhr in gewisser Weise zurück. Leider können all diese Medikamente den Abbau im Gehirn durch die Alzheimer-Veränderungen nicht stoppen. Das Nachlassen der kognitiven Fähigkeiten schreitet deshalb auch unter der Behandlung voran – nur eben zeitversetzt.

Der Wirkstoff Memantin hat sich neben den Acetylcholinesterasehemmern ebenfalls als wirksam erwiesen. Er wirkt durch einen anderen Mechanismus und schützt die Nervenzellen vor Schädigungen, die indirekt durch die Alzheimer-Pathologie hervorgerufen werden. Memantin ist für die Behandlung von mittelschweren bis schweren Demenzen zugelassen.

Nach heutiger Erkenntnis ist die Kombination von Acetylcholinesterasehemmern und Memantin pharmakologisch sinnvoll. Eine aufwändige und differenzierte Studie zeigte eine signifikante Besserung der Symptome gegenüber einer Monotherapie.[77]

Allerdings verträgt nicht jeder Patient die Medikamente. Unerwünschte Nebenwirkungen können das Absetzen nötig machen. Acetylcholinesterasehemmer können beispielsweise nicht genommen werden, wenn andere Erkrankungen, etwa ein Magengeschwür oder Bluthochdruck, dem entgegenstehen. Auch stellen die Kosten der Medikamente in unserer wirtschaftlichen Situation Probleme dar. Wenn sie jedoch vertragen werden, können Acetylcholinesterasehemmer und Memantine das Leben der Betroffenen und der Angehörigen gewaltig verbessern.

Hilfe bei Störungen des Erlebens und Verhaltens

Fast immer entwickeln Menschen mit einer Demenz Probleme, die nur indirekt mit den Alzheimer-Veränderungen im Gehirn und dem Verlust der kognitiven Fähigkeiten in Verbindung stehen. Gerade im Anfangsstadium tritt beispielsweise häufig eine Depression auf – als Reaktion auf den Verlust der geistigen Leistungskraft, die der Betroffene ja sehr wohl bemerkt. Auch Apathie, Halluzinationen, Wahnideen und übergroße Aggressivität können auftreten. Ebenso zählt das Herumwandern, zwanghaftes Sammeln oder Agitation zu den Begleiterscheinungen einer fortgeschrittenen Alzheimer-Demenz. Diese Störungen sind für die Betroffenen und Angehörigen oft noch sehr viel aufreibender als die kognitiven Defizite allein. In den meisten Fällen kann den Menschen jedoch geholfen werden. Manchmal gibt es einen äußeren oder inneren Stressfaktor, der den Patienten aus dem seelischen Gleichgewicht wirft (Angst, Hunger, Schmerz, Dehydration). Wer diesen Stressor findet und beeinflusst, bewirkt meist eine Verbesserung des Wohlbefindens. Manchmal kann auch die richtige Einstellung der Medikamente wichtig sein. Damit sind sowohl Antidementiva gemeint als auch Medikamente gegen andere Erkrankungen wie Herz-Kreislaufprobleme, Bluthochdruck oder Stoffwechselerkrankungen, die sich negativ auf die kognitive Leistungsfähigkeit auswirken können und das Gehirn langfristig schädigen. Danach können vor allem bestimmte Antidepressiva hilfreich sein, um eine Depression abzufangen. Auch gegen Angstzustände, übermäßige Agitation und Aggression sowie bei Halluzinationen können bestimmte Medikamente (atypische Neuroleptika) hilfreich sein. Allerdings ist hier sehr genau abzuwägen, welche Medikamente in welcher Dosis und Dauer eingesetzt werden können, da auch sie nicht ohne Risiken sind.

Psychosoziale und therapeutische Unterstützung von Patienten mit Demenz

Gerade zu Beginn einer Alzheimer-Demenz kann die Unterstützung durch einen Psychologen oder Psychotherapeuten hilfreich sein. Schließlich muss der Betroffene mit einem sehr großen Wandel und auch mit den Verlusten, die die Erkrankung mit sich bringt, zurechtkommen. Viele Menschen reagieren auf diese Erlebnisse mit Ängsten und Depressionen – hier können therapeutische Angebote helfen.

Bei allen Angeboten geht es vor allem darum, das psychische Wohlbefinden der Patienten zu stabilisieren, ihre vorhandenen Fähigkeiten so lange wie möglich zu erhalten und soziale Vereinsamung zu verhindern. Insofern können hier viele verschiedene Angebote hilfreich sein: Gemeinschaftsunternehmungen mit anderen Betroffenen ebenso wie spezielle Gedächtnistrainings, die dem Patienten helfen, alternative Methoden und Gedächtnishilfen zu nutzen, um die Ausfälle auszugleichen. Das ist kein Gehirnjogging, das vor allem auf die Defizite hinweist, sondern an die Erkrankung angepasste Formen des Gehirntrainings, die den Patienten motivieren und nicht demonstrativ die Schwierigkeiten vor Augen führen.

Manche Gedächtniskliniken bieten solche speziellen Gedächtnistrainings an. Inhalte sind beispielsweise Konzentrationsübungen, Gedächtnisübungen (beispielsweise das Üben von gedanklichen Verknüpfungen), Übungen zur zeitlichen und örtlichen Orientierung oder Entspannungsübungen mit Musik und Rhythmus.

Bewegung und Musik nehmen bei den therapeutischen Angeboten für Menschen mit Alzheimer-Demenz eine besondere Rolle ein, weil gerade das Gefühl für Rhythmus und Musik ebenso wie die motorischen Fähigkeiten lange erhalten bleiben.

Voraussetzung für den Nutzen dieser Angebote ist allerdings, dass der Patient Freude und Interesse an den Stunden hat. Die Auswahl der passenden Unterstützung hängt also viel mehr von den Interessen des Betroffenen ab als vom erwünschten »Lernerfolg«. Man muss dazu auch ehrlich sagen, dass all diese Angebote nicht in der Lage sind, die Folgen der demenziellen Erkrankung auszugleichen. Doch einige Patienten profitieren durchaus von den konkreten Lerninhalten. Andere profitieren mehr von der angenehmen Zeit in einer Gruppe von Menschen mit ähnlichen Erfahrungen.

Psychosoziale und therapeutische Unterstützung der Angehörigen

Die meisten Menschen mit Demenz werden über längere Zeit von ihren Kindern oder dem Partner zu Hause gepflegt, 25 Prozent sogar bis zum Lebensende. Die Angehörigen sind damit der wichtigste Pfeiler für die Gesundheit und das Wohlbefinden der Erkrankten. Das bedeutet allerdings auch, dass auf ihnen eine große Belastung liegt und die Pflege eine Zeit großer Anstrengung bedeutet. Viele übernehmen sich mit dieser Aufgabe vollkommen. Zum einen wirft die Erkrankung ihre gesamte Lebensplanung über den Haufen – der Traum vom schönen gemeinsamen Altwerden wird durch eine Demenz des Partners zunichte gemacht. Gefühle der Überforderung durch die aufwändige Pflege, aber auch durch das oft unverständliche, wechselhafte Verhalten, die Aggressionen und Verhaltensauffälligkeiten des Erkrankten belasten außerdem. Die Angehörigen fühlen sich entkräftet und entwickeln infolge der Belastungen mit der Zeit nicht selten selbst psychische und psychosomatische Beschwerden, ein Gefühl der Erschöpfung bis hin zur Depression.[78] Demenzielle Erkrankungen kann man insofern als »Familienkrankheit« bezeichnen: Ist eine Person in der Familie betroffen, sind alle betroffen.

Insofern wäre es wichtig, dass die Angehörigen schon beim ersten Aufklärungsgespräch die Möglichkeit haben, Fragen und Empfindungen zu äußern. Im weiteren Verlauf der Behandlung (und mit Einverständnis des Patienten) können auch Gespräche unter vier Augen mit dem behandelnden Arzt hilfreich sein.

Für ihr eigenes Wohlbefinden sollten sich Angehörige möglichst frühzeitig Unterstützung holen. Natürlich muss man dazu in einer gewissen Offenheit mit der Erkrankung umgehen – und das ist häufig gerade in der ersten Zeit nach der Diagnose nicht der Fall. Zu allen Belangen der Angehörigen findet man bei der Alzheimer-Gesellschaft sehr gute Information und Unterstützung (siehe Adressen im Anhang).

Studien zeigen, dass Angehörige umso länger in der Lage sind, die Pflege der demenzkranken Familienangehörigen zu bewältigen, je besser sie von außen unterstützt werden. Im Idealfall übernimmt dabei der Hausarzt die Rolle des Koordinators zwischen den verschiedenen Therapeuten und Ärzten, die den Erkrankten und seine Familie unterstützen.

Außerdem hat sich gezeigt, dass auch das Wohlbefinden der Patienten sehr davon profitiert, wenn die Angehörigen es schaffen, sich gut zu informieren, psychosoziale Unterstützung in Anspruch nehmen und sich in der Pflege nicht völlig aufzuopfern, sondern sich auch um ihre eigene Gesundheit und Lebensqualität zu kümmern.[79] Es scheint sogar so, dass der Zeitraum zwischen der Diagnose Alzheimer und der Einlieferung in ein Krankenhaus durchaus verlängert werden kann, wenn den Angehörigen psychologische Beratung und Unterstützung zur Verfügung stehen, zum Beispiel in Form einer Angehörigengruppe, Telefonunterstützung und von Kursen zur Psychoedukation, in denen Betroffene und Angehörige lernen, die Krankheit und ihre Auswirkungen besser zu verstehen, und unter fachlicher Anleitung Möglichkeiten entwickeln, wie sie mit der Erkrankung und ihren Folgen umgehen können.[80]

Validation nach Feil: Es gibt inzwischen einige erprobte Methoden für den Umgang mit Menschen mit Demenz, die Kommunikation und Austausch über alle Schwierigkeiten hinweg möglich machen. Eine besondere Rolle nimmt hier die Validationstherapie nach Naomi Feil ein. Hier lernen Angehörige, wie sie den Menschen mit Alzheimer-Demenz in »seiner« Welt ernst nehmen, die manchmal seltsam anmutenden Geschichten deuten und ihm Sicherheit und das Gefühl der echten Anteilnahme vermitteln können. Die Patienten werden mit Hilfe der Validation häufig wieder ruhiger, zufriedener, ihr Selbstwert profitiert und der Streit um die »richtige« Wirklichkeit fällt endlich weg, der sonst das Verhältnis zwischen Angehörigen und Betroffenen so sehr belastet. Bei der Validationstherapie geht man davon aus, dass es keinen Sinn macht, Menschen mit einer fortgeschrittenen Alzheimer-Demenz immer wieder mit aller Macht in die Welt der Orientierung zu ziehen. Man akzeptiert vielmehr, dass diese Menschen in einer anderen Wirklichkeit leben. Wenn die Großmutter also wieder davon erzählt, dass nachts ein Russe unter ihrem Bett lag, sagt man nicht einfach: »Das kann nicht sein!« Man nimmt die Geschichte vielmehr ernst und fragt vielleicht nach der Zeit im Krieg – denn aus dieser Zeit stammt diese Angst vermutlich, die sich jetzt wieder Bahn bricht. Vielleicht prüft man sogar den Raum unter dem Bett und kann so Entwarnung geben und die Patientin beruhigen, ohne sie bloßzustellen. Praxistaugliche Informationen zur Validationstherapie finden sich beispielsweise in den Büchern von Naomi Feil (Literaturtipps, siehe Anhang).

Fazit

Jeder Mensch reagiert unterschiedlich auf die Belastung durch eine Alzheimer-Erkrankung. Manche Betroffenen kommen ganz gut mit dem Verlust der kognitiven Fähigkeiten zurecht, aber sie entwickeln eine Form der Demenz, die sie mit Halluzinationen quält. Andere Menschen reagieren auf den langsamen Verlust der geistigen Leistungskraft mit einer Depression oder werden so aggressiv, dass Angehörige Ängste und Nöte entwickeln. Die Symptome mit einer Alzheimer-Demenz sind sehr individuell – und eine gelingende Behandlung muss dementsprechend genauso individuell sein.

Derzeit gibt es eine ganze Reihe von Behandlungsmöglichkeiten sowohl für die kognitiven Defizite als auch für die Störungen des Erlebens und Verhaltens bei einer Demenz. Es ist insofern nicht zu verstehen und auch nicht akzeptabel, dass derzeit Erkrankungen, die das Gehirn zusätzlich belasten, wie Bluthochdruck oder Diabetes mellitus, häufig nicht ausreichend behandelt werden, obwohl ihre Behandlung eine wirksame Sekundärprophylaxe darstellt und das Fortschreiten der Demenz durchaus verzögern kann. Längst wird auch nicht bei jedem Patienten mit dem Verdacht einer Demenz das Gehirn mit Hilfe eines bildgebenden Verfahrens (wie etwa MRT) untersucht, obwohl das für eine gute Diagnose unablässig wäre. Zudem werden Antidementiva weitaus seltener verschrieben als angemessen. Selbst Hörgeräte oder Sehhilfen werden oft nicht optimal eingesetzt, obwohl so Alltagsfähigkeiten besser erhalten werden könnten.

Vor allem die psychosoziale Unterstützung wie die Qualität der Aufklärung und die Zusammenarbeit der behandelnden Ärzte und Institutionen mit den Angehörigen wirken sich sehr positiv auf das Wohlbefinden und den Krankheitsverlauf der Patienten aus – und sind leider noch viel zu wenig selbstverständlich etabliert.

Und die Behandlungsmöglichkeiten in Zukunft?

Große Hoffnungen zur Verhinderung der Alzheimer-Krankheit und -Demenz setzt man derzeit auf Impfungen gegen Beta-Amyloid-42. Am weitesten gediehen sind hierbei die Versuche einer aktiven Immunisierung gegen Beta-Amyloid-42 als Antigen.

Die Vision: Der Körper bildet Antikörper gegen das eingeimpfte Antigen Beta-Amyloid-42. Diese Antikörper wiederum binden an das schädliche Beta-Amyloid im Gehirn; sie lösen die Amyloid-Plaques auf, können die einzelnen Beta-Amyloid-42-Moleküle abfangen und möglicherweise – früh genug eingesetzt – die Entwicklung kognitiver Störungen verzögern oder ganz verhindern. Hoffnungen bei manifester Demenz, die Symptome zur Rückbildung zu bringen, haben sich bisher nicht erfüllt. Derzeit wird auch ein passiver Impfstoff untersucht, der die Antikörper gegen Beta-Amyloid bereits enthält. Doch ist nicht damit zu rechnen, dass ein marktfähiges Präparat zur Behandlung von Patienten, die bereits eine Demenz entwickelt haben, innerhalb der nächsten zehn Jahre Marktreife erlangt.

Derzeit sind über 20 Substanzen in der klinischen Entwicklung, die über verschiedene Wirkmechanismen in die Amyloid-Pathologie eingreifen. Zu den meistversprechenden Strategien gehören die oben genannte aktive und die passive Immunisierung gegen Beta-Amyloid. Deutlich weniger Substanzen werden experimentell gegen die Neurofibrillen-Veränderungen erprobt. Sie sollen die pathologische Hyperphosphorilierung des zellulären Transportproteins Tau verhindern. Ziel dieser Entwicklung ist nicht allein der Einsatz bei manifester Demenz, sondern bereits bei einer leichten kognitiven Beeinträchtigung (MCI).

Eine Reihe teilweise bereits bekannter, natürlicher Substanzen mit vielfältiger Wirkung auf den Zellstoffwechsel und geringerem Nebenwirkungspotenzial werden derzeit bei Menschen mit leichten kognitiven Beeinträchtigungen erprobt. Hierzu zählen Ginkgo Biloba, Statine, Biopterin, Cerofolin, Levopoda, Fischöl, Curcumin, Wuzi Yangzong und andere.[81]

Ob man irgendwann wirklich einen Wirkstoff oder eine Behandlungsmethode finden wird, die eine Alzheimer-Demenz heilen kann, ist bis heute nicht sicher, derzeit sogar eher unwahrscheinlich. Die Praxis der nächsten zehn Jahre wird viel eher von kleinen Fortschritten in der Behandlung der Symptome geprägt sein, ergänzt durch die konsequentere Behandlung anderer Erkrankungen des Körpers und des Geistes, die sich negativ auf die Gehirngesundheit und den Allgemeinzustand des Patienten auswirken (wie zum Beispiel Bluthochdruck, Depression etc). Vermutlich wird angesichts der begrenzten Behandlungsmöglichkeiten für Alzheimer-Demenzen auch die Einsicht in die Bedeutung der aktiven, persönlichen Prävention in den nächsten Jahren zunehmen. Es wäre sehr wünschenswert, wenn der Aufbau und der Erhalt von kognitiven Reserven und die Möglichkeiten zur Frühbehandlung von Erkrankungen, die das Risiko für eine Demenz erhöhen, bei jedem Einzelnen genauso wie bei Ärzten an Bedeutung gewinnen würde.

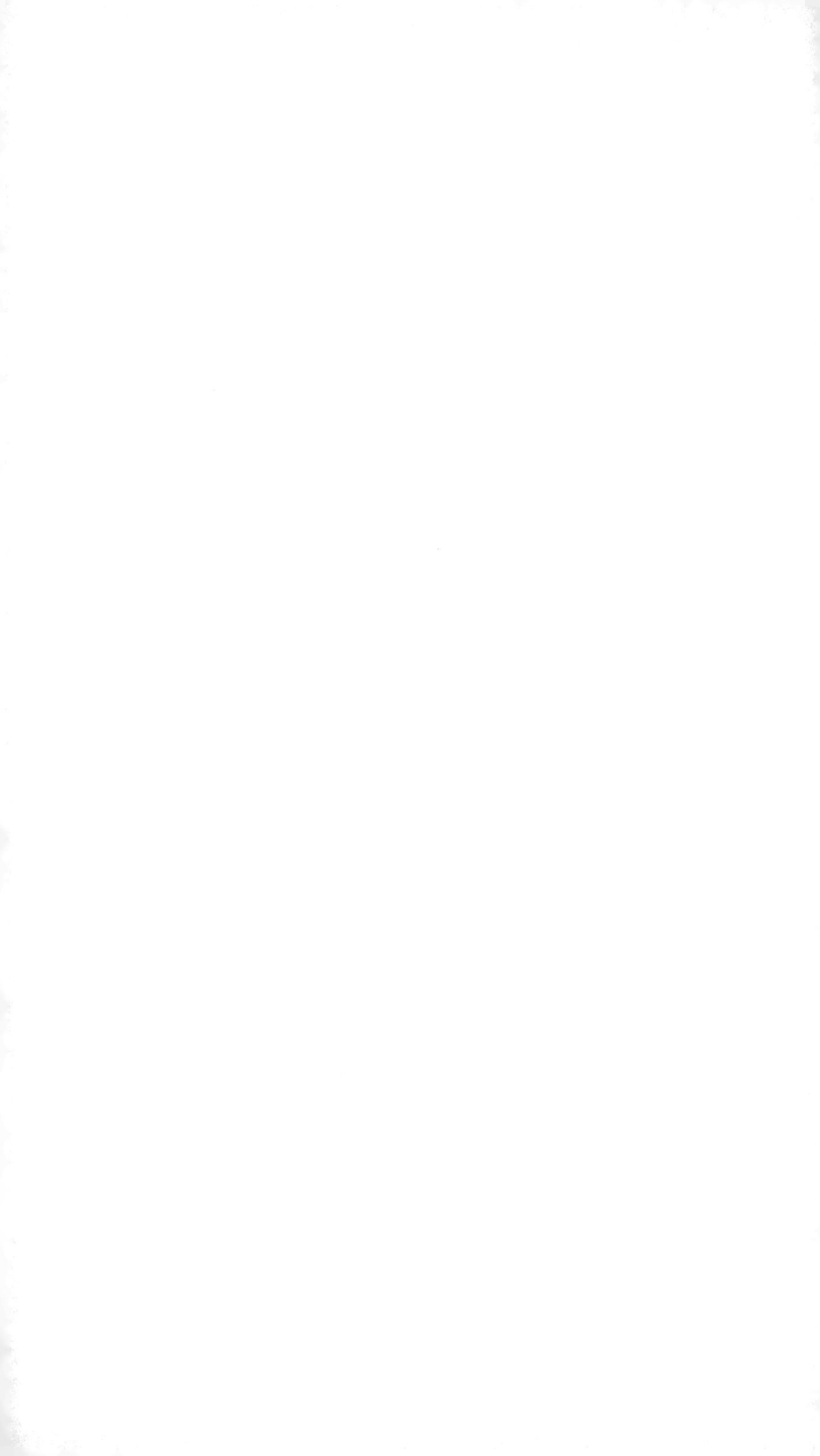

4
80 Jahre alt, lebensklug und fit?

Das Geheimnis der Menschen, die zufrieden alt werden

»Man muss das Leben nehmen, wie es ist. Das Leben ist, wie man es nimmt.«

Redensart

Es mag vielleicht erstaunlich klingen, aber repräsentative Studien zeigen, dass ältere und alte Menschen im Durchschnitt genauso zufrieden mit ihrem Leben sind wie jüngere Menschen.[82] Auch das Selbstbewusstsein und der Wunsch, das eigene Leben selbst aktiv zu gestalten, bleibt über die Lebenszeit relativ stabil – ganz gleich, wie schwierig die persönliche oder gesundheitliche Situation auch sein mag, fand der Altersforscher Paul B. Baltes in der Berliner Altersstudie heraus.[83] Das Selbstbewusstsein der älteren Menschen liegt im Schnitt sogar höher als das der 40-Plus-Generation. »Nur Kinder sind noch selbstbewusster«, erklärt Baltes. Und wenn ein 80-Jähriger mit Gehstock und schmerzhafter Arthritis sagt: »Mir geht es gut!«, dann ist es nicht bloß eine höfliche Floskel, sondern mit großer Wahrscheinlichkeit empfindet dieser Mensch wirklich genauso oft wie ein junger Mensch positive Gefühle und ist mit seinem Leben zufrieden.

Diese Forschungsergebnisse überraschen vor allem, weil es objektiv für viele Ältere eine Menge Gründe gibt, weniger zufrieden zu sein: Chronische Erkrankungen und Schmerzen treten gehäuft auf. Zwei Drittel der Älteren nehmen aufgrund chronischer Leiden regelmäßig Medikamente ein. Abschiede von Fähigkeiten und Menschen stehen auf der Tagesordnung älterer Menschen. Es gibt viele alte Menschen, die mit wenig Geld auskommen müssen. Auch der Gedanke an einen Umzug vom Eigenheim ins Altenheim verursacht Sorgen. Alles Faktoren, die das Leben im Alter erschweren. Doch ganz offensichtlich hat der Mensch die Gabe, auch angesichts gewisser Einschränkungen und Schwierigkeiten zufrieden alt zu werden.

Welche Leistung unserer Persönlichkeit und Entwicklung hinter dieser Fähigkeit steckt, zeichnet sich in den letzten Jahren immer deutlicher ab: Wir passen uns im Laufe des Lebens den Herausforderung des Älterwerdens an und entwickeln Fähigkeiten, die uns dabei helfen, die Einschränkungen des Alters zu akzeptieren, ohne ihnen die Macht über unser Leben zu geben. Beispielsweise können sich ältere Menschen besser von unerreichbaren Zielen lösen als jüngere[84] und fokussieren sich mehr auf ihre positiven Empfindungen als auf die negativen. Die meisten Menschen werden im Alter außerdem sozial kompetenter und anpassungsfähiger[85] – alles Fähigkeiten, die den Umgang mit schwierigen Lebenssituationen oder auch das Annehmen von Hilfe einfacher machen.

Sogar der Maßstab für die eigene Gesundheit verändert sich im Alter und hilft uns dabei, unser Selbstbild zu stabilisieren: Irgendwann vergleicht man sich nicht mehr mit sich selbst vor zehn Jahren, sondern wendet den Blick auf die eigene Altersgruppe – von denen einige mit sehr viel mehr gesundheitlichen Problemen zurechtkommen müssen. Die Folge: Unter den 70- bis 80-Jährigen geben immer noch 50 Prozent der Männer und 44 Prozent der Frauen an, dass sie mit ihrer Gesundheit sehr zufrieden oder zumindest zufrieden sind, fand das Robert-Koch-Institut in seiner Studie »Gesundheit im Alter« im Jahr 2002 heraus.

Zufrieden altern – aber wie?

Menschen, die zufrieden altern, gelingt es also, durch diese Anpassungsleistung im Verhalten und der Wahrnehmung der eigenen Person den objektiven Veränderungen und Verlusten in ihrem Leben etwas entgegenzusetzen. Sie gleichen die Verluste in gewisser Weise durch diese Fähigkeiten aus und integrieren die Erfahrungen des Alterns stimmig in ihr Selbstbild. Dieses Vermögen zeigt sehr deutlich, dass unsere Persönlichkeit mitnichten in unserem dreißigsten Lebensjahr geformt ist, auch wenn das lange Zeit angenommen wurde. Im Gegenteil. Menschen können sich bis ins hohe Alter verändern und so das Beste aus ihren Lebensbedingungen machen. Die Kraft dazu haben Menschen. Und offensichtlich auch die geistige Flexibilität.

Einen besonderen Stellenwert für unsere Zufriedenheit hat das Gefühl von Handlungsfähigkeit. Der Mensch fühlt sich wohl, wenn er das Gefühl hat, sein Schicksal gestalten zu können, und unwohl, wenn er sich als ohnmächtiges Opfer der Umstände empfindet. Das Vermögen, sich persönliche Ziele zu setzen und diese auch zu verwirklichen, ist dabei ein Motor für Handlungsfähigkeit.

Altersvergleichende Untersuchungen haben nun gezeigt, dass ältere Menschen letztlich die gleiche psychische Energie haben wie jüngere Menschen. Ein 80-Jähriger verfolgt das Ziel, das er sich in den Kopf gesetzt hat, im Schnitt mit der gleichen Vehemenz wie ein 20-Jähriger.[86] Allerdings konzentrieren sich ältere Menschen eher auf wenige Ziele, die ihnen wirklich wichtig sind – und bündeln so ihre Energie optimal, um ihr Leben trotz nachlassender Kräfte nach ihren Wünschen zu gestalten. So kommt es, dass alte Menschen häufig nur noch einen kleinen, aber feinen Freundeskreis pflegen. Oder alle Kraft in den Traum vom Reisen stecken – und dafür vielleicht sogar auf das große Haus verzichten und es gegen eine kleinere Wohnung tauschen. Oder sie investieren ihre Hauptkraft auch nach der Rentengrenze in ihre berufliche Leidenschaft – einfach, weil sie es das Wichtigste finden, dass gute Projekte weiterlaufen. Auch wenn dadurch so etwas wie Rentnergemütlichkeit nur selten in ihrem Leben vorkommt.

Häufig entwickeln gerade ältere Menschen beim Verfolgen ihrer Ziele eine erstaunliche Kreativität: Ein Experiment zeigte beispielsweise, dass ältere Menschen, die sehr gut Schreibmaschine schreiben können, ihre langsamere Anschlagszahl ausgleichen, indem sie weiter im Text vorauslesen als die jüngeren Kollegen und so die Leselücken im Schreibfluss einsparen. Am Ende sind sie genauso schnell mit dem Abtippen des Textes fertig wie die jungen Kollegen.[87]

Der Weg zum Ziel: Das Modell der selektiven Optimierung mit Kompensation

Der Altersforscher Paul B. Baltes hat eingehend untersucht, wie Menschen es schaffen, ihre Ziele zu erreichen. Seine Erkenntnisse verdichtete er zu dem Modell der »selektiven Optimierung mit Kompensation«, kurz auch SOK-Modell genannt. Man kann sagen, dass Baltes mit diesem Modell nicht nur ein grundlegendes Konzept beschreibt, sondern dass er auch eine Art Patentrezept für das gute Altern entwickelt hat. Das sei am Beispiel des Pianisten Arthur Rubinstein genauer erklärt:

Von dem Pianisten Arthur Rubinstein erzählt man sich folgende Anekdote: Auch mit über 80 Jahren begeisterte der Pianist seine Zuhörer durch sein virtuoses, einfallsreiches Klavierspiel. Die Konzerte endeten mit tosendem Applaus und Zuhörern, die zu Tränen gerührt in den Rängen Beifall klatschten. Nie klangen seine Stücke gleich – aber doch immer unverwechselbar. »Er hatte eine immer größere Erfahrung, und diese Erfahrung machte ihn nicht starr. Es war eine atmende Lebendigkeit in seinem Spiel«, beschrieb es der Musikkritiker Joachim Kaiser.

In einem Interview lüftete Rubinstein das Geheimnis und erzählte dem Journalisten ganz unumwunden, welche

Tricks er anwendet, um sein künstlerisches Niveau auch im hohen Alter zu halten: Erstens spiele er weniger Stücke und brauche folglich weniger im Kopf zu behalten. Zweitens übe er diese Stücke sehr viel häufiger als früher. Und drittens spiele er vor schnellen Passagen extra langsam – das lässt die langsamen bedeutungsvoller und die schnellen schneller erscheinen.

Selektion – das richtige Ziel auswählen

So schlicht, so effektiv. Was Rubinstein als Künstlergeheimnis verriet, kann man als guten Weg zum Ziel verallgemeinern: Wer etwas erreichen möchte, muss sich für ein bestimmtes Ziel entscheiden. Er muss die wichtigsten Ziele selektieren – und wird dafür andere Ziele automatisch zurückstellen. Schließlich sind Zeit, Energie und auch die Möglichkeiten für jeden Menschen begrenzt. Wir können nicht mit gleicher Kraft Medizin und Kunst studieren. Nicht gleichzeitig Single und Ehepartner sein. Wer sich für eine steile berufliche Karriere entscheidet, verzichtet auf Freizeit. Wer für einen Marathonlauf trainiert, wird in der Zeit andere Sportinteressen zurückstellen. Oder, wie im Fall von Rubinstein: Der Pianist hatte ein klares Ziel. Er wollte Klavier spielen und so lange wie möglich als Konzertpianist mit einem qualitativ hochwertigen Programm auftreten. Um dieses Ziel auch im hohen Alter noch zu erreichen, entschied er sich irgendwann für ein kleineres Repertoire, das er sorgfältig und zeitintensiv vorbereitete und damit gegen ein großes Repertoire im Mittelmaß.

Ganz gleich, welches Ziel wir wählen, Selektion spielt immer eine Rolle. Im Alter wächst die Bedeutung der Selektion bei der Zielauswahl, weil immer mehr Einschränkungen wie körperliche Schwierigkeiten oder auch geistige Schwächen auftreten. Es wird immer wichtiger, die Ziele gut und passend zu den persönlichen Möglichkeiten auszuwählen, wenn man die Chance haben möchte, sie auch zu erreichen.

Optimierung – die Kräfte bündeln

Haben wir uns für ein Ziel entschieden, kommt der nächste Schritt. Wir fokussieren unsere Energie auf diesen Vorsatz. Menschen, die sich das Ziel gesetzt haben, einen bestimmten Beruf zu erlernen, bewerben sich um eine Lehrstelle oder studieren ein bestimmtes Fach und konzentrieren sich über Jahre darauf, den angestrebten Berufsabschluss zu erlangen. Wer sich ein Haus kaufen möchte, spart bei anderen Anschaffungen, damit die nötige Summe irgendwann zusammenkommt. Der Pianist Rubinstein übte sein Repertoire an Stücken täglich. Menschen, die ihre Ziele häufig erreichen, beherrschen diesen Zweischritt aus Selektion und Optimierung. Sie wissen, welche Ziele für sie richtig sind und sind bereit, viel Energie und Engagement zu investieren, um das Ziel auch zu erreichen.

Kompensation – Hindernisse überwinden

Sehr häufig kommt es allerdings vor, dass auf dem Weg zum Ziel kleine oder auch große Hindernisse auftreten. Manchmal können wir die nötigen Ressourcen nicht mobilisieren – das Geld reicht trotz Sparen nicht zum Hauskauf, die Abschlussprüfung gelingt trotz aller Lernanstrengung nicht. Manchmal stehen einem auch plötzlich Ressourcen nicht mehr zur Verfügung, auf die man gestern noch zugreifen konnte: Als junge Erwachsene mobilisierten wir für den Umzug in die neue Stadt beispielsweise einfach ein Dutzend Freunde. Beim Umzug mit 60 Jahren gibt es diese tatkräftigen Freunde ohne Rückenprobleme nicht mehr. Arthur Rubinstein konnte manche Stücke mit 75 einfach nicht mehr so schnell spielen wie in früheren Jahren – ganz gleich, wie viel er auch übte.

In so einem Fall kann die Fähigkeit zur Kompensation helfen, das Ziel dennoch zu erreichen: Das fehlende Geld für das Haus wird in der Familie geliehen. Beim Umzug beauftragt man ein Umzugsunternehmen. Auch der Tempowechsel im Klavierspiel von Rubinstein, mit dem er für das Ohr der Zuhörer ausglich, dass seine Finger nicht mehr so schnell wie früher über die Tasten fliegen konnten, ist so eine Art Kompensation. Man sieht schon: Es gibt sehr viele verschiedene Arten, mit den Schwierigkeiten umzugehen, die uns auf dem Weg zu unserem Ziel begegnen.

Letztlich führt jeder Weg zu einem Ziel über den Dreischritt Selektion, Optimierung und Kompensation. Baltes bezeichnete das SOK-Modell deshalb auch als »effektives Selbstmanagement«. Effektiv deshalb, weil Selektion, Optimierung und Kompensation unsere Ziele und damit unsere gesamte Entwicklung vom Kind bis zum alten Menschen bestimmt. Effektiv aber auch, weil empirische Studien belegen, dass die Menschen, die die Kunst des Zusammenspiels von SOK beherrschen, also für sich selbst Ziele klug auswählen können und die Kraft aufbringen, diese auch zu erreichen, zufriedener sind als Menschen, die sich lieber keine Ziele setzen oder auf dem Weg zum Ziel schnell aufgeben, wenn Schwierigkeiten auftreten.[88]

Dieses Phänomen gilt interessanterweise über alle Altersklassen hinweg, wie empirische Untersuchungen zeigen: »Junge, mittelalte und ältere Erwachsene, die angeben, sich persönliche Ziele zu setzen und auszuwählen, die Mittel erwerben und einsetzen, um diese Ziele zu verfolgen und gegenüber Verlusten aufrechtzuerhalten, fühlen sich im Mittel zufriedener und berichten mehr positive Emotionen«, resümiert die Lebensspannen-Forscherin und Psychologin

Alexandra M. Freund aufgrund einer ganzen Reihe von Studien mit insgesamt mehreren Hundert Probanden.[89] Dabei zeigt sich dieser Zusammenhang unabhängig von den sonstigen Persönlichkeitseigenschaften. Er gilt für Menschen, die besonders gesellig und neugierig sind, genauso wie für Menschen, die eher introvertiert oder vorsichtig sind, emotional weniger stabil oder besonders sozial engagiert.

Allerdings besteht zwischen jungen und älteren Menschen ein gravierender Unterschied: In der ersten Hälfte unseres Lebens, als Kind und junger Erwachsener, beeinflusst unsere biologische Entwicklung ebenso wie die gesellschaftlichen Vorgaben stark unsere Zielauswahl. Die Gesellschaft bestimmt zum Beispiel, ab wann wir in einen Beruf einsteigen können oder eine Familiengründung akzeptiert und gewünscht ist. In dieser Zeit entdecken wir gemäß unseren Entwicklungsaufgaben täglich Neuland, erschließen uns die Welt der Erwachsenen Stück für Stück und damit die Welt der Arbeit, der Partnerschaft und Elternschaft. Bei jüngeren Menschen liegt der Fokus bei der aktiven Zielauswahl dementsprechend vor allem auf den Zielen, die einen weiteren Gewinn versprechen: eine Stufe höher auf der Karriereleiter. Ein Jahr im Ausland. Der erste feste Partner. Die erste eigene Wohnung. Das erste Kind.

Zwischen Freiheit und Selbstverantwortung

Im Alter verschiebt sich der Fokus bei den angestrebten Zielen dagegen weg von dem Anliegen »Ich will immer besser werden« auf den Wunsch »Ich will meine Fähigkeiten erhalten« und die Kompensation der Schwierigkeiten, die uns auf unserem Weg zum Ziel begegnen.[90] Zwar ist es so, dass die Fähigkeit zur Kompensation immer eine Rolle spielt, wenn wir ein Ziel erreichen möchten. Aber im Alter ist die Erfahrung von Verlusten, auch solchen, die auf gewisse Art endgültig sind, besonders deutlich. Die Folge dieser Verschiebung: Irgendwann jenseits der 50 möchten die meisten Menschen gerne so gesund bleiben wie sie sind – aber vergleichen sich nicht mehr mit ihrer persönlichen Fitness als 20-Jähriger.

Nach dem fünfzigsten oder spätestens fünfundsechzigsten Lebensjahr fallen außerdem die starken Einflüsse durch Familie, Beruf und gesellschaftliche Erwartungen, die bisher unsere Zielauswahl maßgeblich mitbestimmten, bei den meisten Menschen weg. Man steigt aus der Berufswelt aus, die Kinder gehen aus dem Haus. Viele gesellschaftliche Zwänge und Erwartungen entfallen. Man ist frei. Man könnte eigene Ziele ganz nach persönlichem Gusto wählen. Allerdings *muss* man das auch tun, wenn man sein Leben weiterhin als selbstgestaltet empfinden möchte. Denn so sieht die Kehrseite der Medaille Freiheit aus: In der heutigen Gesellschaft ruft keiner nach einem, wenn man aus der Berufswelt ausgestiegen ist. Keiner gibt Menschen im Rentenalter neue Ziele vor. (Fast) keiner wartet auf ihr Engagement.

Deshalb ist diese Freiheit zugleich auch die große Herausforderung dieser Lebensphase: Wer sein Leben relativ frei von äußeren Zwängen gestaltet, muss ziemlich genau wissen, was er in seinem Innersten möchte, ganz unabhängig von den äußeren Anforderungen. Und das wissen die meisten ja nun einmal nicht aus dem Effeff.

Dazu kommt, dass man seine neuen Ziele an die aktuellen Fähigkeiten und Möglichkeiten anpassen muss: Mit 60 stehen einem einfach nicht mehr alle Wege offen, die mit 20 eine Option waren. Krankheiten oder doch zumindest gesundheitliche Beschwerden grenzen die Zielauswahl in gewisser Weise ein. Wer gerne reisen möchte, muss sich überlegen, ob er sich die Wüstentour durch Sand und Hitze noch zutraut oder doch lieber die Städtetour bucht. Wer sich für Sport interessiert, muss sich damit abfinden, dass die Bestzeiten unerreichbar sind, und den Anspruch an die eigene Perfektion herunterschrauben.

Dieses Akzeptieren von Einschränkungen und das Beschränken auf das Wesentliche im Leben mag auf den ersten Blick aussehen wie traurige Resignation, ist in der Praxis jedoch klug und macht letztlich sogar zufrieden, wie Langzeitstudien zeigen, bei denen Menschen über mehrere Jahre hinweg begleitet wurden: Ältere Menschen, die sich auf wenige Zielbereiche konzentrieren, die ihnen wirklich wichtig sind, sind zufriedener und leiden weniger unter den finanziellen und gesundheitlichen Einschränkungen, die das Alter mit sich bringt, als Menschen, die diesen Schritt nicht tun.[91]

Weisheit – das Wissen vom guten Leben

Früher bezeichnete man solche Menschen als besonders lebensklug oder weise. Als weise galten Personen, die in ihrem Leben viel gelernt und erfahren hatten und dieses Wissen und ihre Lebenserfahrungen für sich im Positiven nutzen konnten. Diesen Menschen wurde zugeschrieben, dass sie in der Lage seien, durch Krisen zu gehen, ohne an ihnen zu zerbrechen. Dass sie kluge Entscheidungen treffen. Ihnen wurde zugeschrieben, dass sie den Standpunkt anderer Menschen nachvollziehen können – und so zu Ratschlägen fähig sind, die keine Plattitüden bleiben. Sie behielten auch in schwierigen Situationen den Humor und den Sinn für das Schöne, weil sie wussten, dass das Schwarzsehen alles noch schlimmer macht und die Lebensfreude untergräbt. Sie wussten um die Relativität der Wahrheit und dass Konflikte zum Leben gehören. Und sie wussten, dass Leben in gewisser Weise nicht berechenbar ist – und konnten damit umgehen. Sie galten als Experten in der Kunst des Lebens.

Und diese Weisheit genoss ein hohes Ansehen. Für Platon galt die Weisheit neben Tapferkeit, Mäßigung und Gerechtigkeit als eine der vier grundlegenden Tugenden, die das menschliche Handeln leiten sollten. Philosophen und Dichter schrieben seitenweise über die Vorzüge der Weisheit und strebten danach, die wesentlichen Wahrheiten des Lebens zu erfassen und nach ihnen zu leben. Alte, geistig klare Menschen wurden bewundert, Familien- oder Dorfälteste hatten eine gewisse Entscheidungsgewalt – man schätzte ihre Lebenserfahrung, aber auch ganz schlicht ihr großes Wissen.

Heute fragen die meisten jüngeren Menschen erst einmal das Internet, bevor sie sich an ihre Oma wenden, wenn sie Rat brauchen. Das weltweite Computernetz mit seinen Suchmaschinen, Online-Netzwerken und virtuellen Diskussionsforen bietet schließlich jede Menge Information, inklusive Lebensweisheiten und Ratschlägen. Alles immer auf den neuesten Stand. Die Weisheit der Alten scheint im Vergleich dazu im wahrsten Sinne des Wortes veraltet.

Fluide und pragmatische Intelligenz

Ein großer Fehler, vor allem für die alternde Gesellschaft, erklärt Altersforscher Paul B. Baltes. Er hat sich als Erster intensiv mit der Frage beschäftigt, welche moderne Bedeutung der Weisheit zukommen könnte. Er fand dabei Erstaunliches heraus: Weisheit ist weitaus mehr als eine veraltete Tugend. Weises Wissen ist im Gegenteil eine Facette unserer Intelligenz, die im Gehirn verankert und extrem wichtig für unsere Fähigkeit ist, unser Leben zu meistern und zu genießen – mit zunehmendem Alter immer mehr.

Heute weiß man, dass sich unsere Intelligenz aus zwei grundlegenden Aspekten zusammensetzt. Der eine Aspekt ist unsere Auffassungsgabe. Sie bestimmt, wie schnell wir Informationen aus unserer Umwelt aufnehmen und in unserem Gehirn verarbeiten können. Dieser Aspekt unserer Intelligenz wird auch als fluide Intelligenz oder mechanische Intelligenz bezeichnet. Sie spielt eine große Rolle, wenn wir etwas wahrnehmen, uns etwas merken möchten, eine Situation beurteilen oder etwas Neues lernen. Die Geschwindigkeit der Informationsverarbeitung hängt dabei direkt davon ab, wie fit unsere Gehirnzellen sind. Und mit dem Alter lässt diese Fitness nach. Bereits mit Mitte 30 hat die Leistungskraft unseres Neugedächtnisses und damit unsere fluide Intelligenz ihren Zenit überschritten. Die Merkfähigkeit, das Reaktionsvermögen, die Fähigkeit, schnell Neues zu lernen, nehmen ab. Unsere Kinder werden dann fast immer schneller als wir die Gebrauchsanleitung verstehen, eine Sprache lernen und Computerspiele begreifen.

Ganz anders verhält es sich mit dem zweiten Aspekt unserer Intelligenz, der sogenannten kristallinen oder pragmatischen Intelligenz. Sie bezeichnet unser Erfahrungswissen. Das sind all die Fähigkeiten, die wir uns im Laufe unseres Lebens angeeignet haben, wie Lesen und Schreiben, berufliche Fertigkeiten, soziale und emotionale Kompetenzen. Die pragmatische Intelligenz bezeichnet insofern unsere Geschicklichkeit im Umgang mit den Fragen und Problemen des Lebens und des Alltags: unsere Fähigkeit zu bewerten, abzuwägen und Entscheidungen zu treffen. Die pragmatische Intelligenz ist sehr viel weniger abhängig von der Leistungskraft unseres Arbeitsgedächtnisses und der Geschwindigkeit der Informationsübertragung von der Umwelt in unser Gehirn. Sie liegt in gewisser Weise auf einer tieferen Ebene des Gehirns, ist sehr viel stabiler als die fluide Intelligenz und funktioniert bei den meisten Menschen bis ins hohe Alter annähernd gleich gut. Sie ist die Facette unserer Intelligenz, die uns im Alter jung hält: jung im Sinne von handlungsfähig, aktiv, selbstbestimmt.

Altersabsicherung: Pragmatische Intelligenz

Allerdings fanden die Forscher um Paul B. Baltes auch heraus, dass die Entwicklung der pragmatischen Intelligenz nicht alleine vonstatten geht. Wir werden nicht automatisch mit dem Alter weiser. Nur bis etwa zum fünfundzwanzigsten Lebensjahr steigen die pragmatischen Fähigkeiten junger Menschen schlicht durch ihre Entwicklung und die Interaktion mit ihrem sozialen Umfeld. Man lernt bis zu einem gewissen Grad sich selbst besser kennen, ebenso wie das Verhalten anderer Menschen. Man lernt mit Konflikten umzugehen, man lernt, wie man Ziele anstrebt und verfolgt. Allerdings steigt die Weisheitskurve ab einem bestimmten Punkt nicht mehr automatisch an. Viele Menschen sind deshalb mit 60 nicht lebensklüger als mit 25. Sie entscheiden nicht weiser, können Verluste, Konflikte und Krisen nicht besser bewältigen und sich auch nicht besser in andere Menschen hineinversetzen als in jungen Jahren.

Wer mit den Lebensjahren weiser werden möchte – und letztlich die Kunst des guten Lebens zu einer gewissen Perfektion bringen möchte, muss sich Mühe geben. »Es ist nötig, dass ein bestimmtes Persönlichkeitsprofil vorliegt, das etwa durch Offenheit für neue Erfahrungen, Flexibilität, Kreativität und das Interesse am eigenen Wachstum charakterisiert ist«, erklärt Ursula M. Staudinger, Psychologin und Expertin für lebenslanges Lernen.[92]

Nur diese Offenheit ermöglicht es uns, aus jeder Erfahrung etwas zu lernen, das uns bereichert und lebensklüger macht. Fast jeder kennt Menschen, die diese Fähigkeit in ausgeprägter Form an den Tag legen: die Tante, die trotz der

Krebserkrankung jeden Tag Freude ausstrahlt. Die Eltern mit dem schwierigen Kind, die genau das richtige Maß an Liebe und Strenge finden. Der Freund, der seinen Arbeitsplatz in der Werbebranche verlor und die Krise nutzte, um sich beruflich neu zu orientieren – und heute bei einem neuen Arbeitgeber sehr zufrieden ist. Die Bekannte der Familie, die das große Haus im Grünen gegen eine kleine Wohnung in der Stadt eintauschen musste und schon nach kurzer Zeit die Vorteile der Stadt genauso genießen konnte wie zuvor den großen Garten.

Häufig wirken diese Menschen etwas »eigen«, manchmal sogar fast egozentrisch. Sie haben ihren eigenen Kopf und überraschen ihre Umwelt häufig mit ihren Einfällen und Vorhaben. Das kommt einfach daher, dass sie genau wissen, was für sie das Richtige und Wichtige ist – und das kann nun einmal sehr von der allgemeinen Ansicht darüber abweichen, wie »man« sich in einem bestimmten Alter (besonders im fortgeschrittenen Alter) benimmt, für was »man« sich interessiert. Doch diese Menschen spüren offensichtlich, dass sich die Mühe des eigenen Weges lohnt, auch wenn sie dadurch manchmal als unangepasst anecken. Der irische Dramatiker George Bernard Shaw bringt das Wesen der pragmatischen Intelligenz mit einfachen Worten auf den Punkt, wenn er sagt: »Die Weisheit eines Menschen misst man nicht nach seiner Erfahrung, sondern nach seiner Fähigkeit, Erfahrungen zu machen.«

Wer sich dagegen ab einem gewissen Alter nicht mehr für neue Erfahrungen interessiert, seine persönliche Entwicklung als abgeschlossen betrachtet, wird seine pragmatische Intelligenz eher nicht ausbauen. Diese Menschen können dabei durchaus aktiv und relativ zufrieden mit ihrem Leben sein, sie reisen und engagieren sich vielleicht sogar im Ehrenamt. Aber sie lassen letztlich keine neuen Eindrücke mehr an sich heran. Sie bringen nicht mehr den Mut und die Energie auf, sich selbst in Frage zu stellen, ihre Einstellungen und Ansichten zu überprüfen. Bequem ist dieses Leben auf einer Seite, aber es verhindert auch die Möglichkeit, sich alternative Strategien für das Lösen von Problemen und geistige Reserven aufzubauen, die einem im späteren Alter sehr nützlich sein könnten.

Denn das gekonnte Integrieren von gemachten Erfahrungen in das eigene Leben entfaltet eine ungeheure Kraft. Manchmal kommt es auf diese Weise sogar dazu, dass gerade ältere Menschen in ihrer Disziplin oder ihrem Beruf zu den Besten gehören. Man denke an Politiker wie Nelson Mandela oder Winston Churchill oder auch an Künstler wie den Dirigenten Herbert von Karajan, die Komikerin Lotti Huber oder die Choreografin Pina Bausch.

Eine ausgeprägte pragmatische Intelligenz befähigt auch Menschen, die im Alter vergesslich werden oder die Anfangsstadien einer Demenz erleben, länger selbstständig zu bleiben. Einfach weil der Betreffende gewohnt ist, alternative Strategien für sein Leben zu entwickeln, weil er akzeptieren kann, dass manches nicht mehr geht – und sich ohne allzu große Ängste auf die Dinge konzentrieren kann, die noch möglich sind. So kann es kommen, dass der eine Schauspieler mit Gedächtnisproblemen und niedriger pragmatischer Intelligenz seinen Beruf entmutigt aufgibt und der andere mit den gleichen Problemen und ausgeprägter pragmatischer Intelligenz kreativ Strategien entwickeln kann, die ihm das Weiterarbeiten ermöglichen. Er beschränkt sich vielleicht auf die Rollen, die ihm besonders liegen. Vielleicht wählt er auch Rollen mit weniger Text. Er tüftelt ein besonderes Lernkonzept für seine Rollen aus. Er setzt viel Energie daran, mit dem Problem umzugehen, statt sich davon ins Bockshorn jagen zu lassen. Und er wird vermutlich noch einige schöne Bühnenjahre genießen können.

Was lässt sich daraus folgern? Es gibt eine natürliche Grenze der geistigen Fähigkeiten, die das Alter zieht. Aber ihre Linie verläuft anders, als man bisher annahm: Die Gehirnzellen arbeiten tatsächlich etwas langsamer und der Körper wird im Alter störanfälliger. Aber dem gegenüber steht das Potenzial der persönlichen Reife, die pragmatische Intelligenz, eine häufig nicht geminderte Motivation, sich für die Dinge einzusetzen, die uns wirklich wichtig sind, eine gewisse Freiheit – und eine gewisse altersbedingte Langmütigkeit mit den Schwierigkeiten, die das Alter mit sich bringt.

Die pragmatische Intelligenz ist dabei ein wichtiger Schlüssel zur Zufriedenheit und es lohnt sich, wenn wir unseren Fokus wieder mehr auf dieses Erfahrungswissen lenken, statt uns immer nur auf das Tempo und die Quantität unserer Aufnahmefähigkeit zu konzentrieren. Ein Mensch kann über eine extrem leistungsstarke fluide Intelligenz verfügen und damit über eine rasante Auffassungsgabe – und dabei trotzdem sehr unglücklich sein. Ein Mensch mit ausgeprägter pragmatischer Intelligenz wird dagegen ein eher zufriedenes Leben führen – ganz gleich, wie schwierig dieses Leben objektiv erscheinen mag. »Weisheit verbindet kognitive, emotionale und soziale Aspekte des individuellen Erlebens der Umwelt und kann als Indikator für ein angenehmes Lebensgefühl gewertet werden, das von Kohärenz und Zuversicht getragen wird«, erklärt Paul Baltes.[93] Sie ist also ausschlaggebend dafür, wie gut wir unser Leben steuern können, wie gut wir in sozialen Kontexten zurechtkommen, wie gut wir mit Krisen und Verlusten umgehen können. Sie gibt uns Stabilität und Selbstsicherheit. Auch in schwierigen Zeiten.

Zum Beispiel: Helmut Schmidt

Das derzeit wohl prominenteste Beispiel für einen Menschen mit erstaunlicher Energie im Alter und erheblicher pragmatischer Intelligenz ist Helmut Schmidt. Der Altbundeskanzler hat sich klar für ein Hauptziel entschieden: »Ich möchte das, was ich denke, festhalten«, erklärt Schmidt.[94] Und was er denkt, dreht sich vor allem um Politik und Gesellschaft. Damit hat er sich schon seit früher Jugend beschäftigt und auch heute, mit 90 Jahren, ist Schmidt noch immer mit Leib und Seele sendungsbewusster Politiker. Alleine in den letzten Jahren hat er über zehn Bücher publiziert. Sein letztes Werk *Helmut Schmidt: Außer Dienst. Eine Bilanz* ist wieder ein Bestseller geworden.

Dabei nutzt Schmidt seine Ressourcen optimal für seine Ziele: Er kann auf viele jahrelange Bekanntschaften und Freundschaften in der Politik zurückgreifen. Es ist für ihn ein Leichtes, mit den Mächtigen aus jeder politischen Richtung zu sprechen. Er erfährt viel Unterstützung durch Medien und Öffentlichkeit. Seine Meinung ist auch heute noch gefragt. Als Herausgeber der Wochenzeitung *Die Zeit* nimmt er jeden Freitag an den Redaktionssitzungen teil. Mit seiner Arbeit als Publizist hat er einen guten Weg gefunden, um politisch aktiv, informiert und im Weltgeschehen verankert zu bleiben.

Und Schmidt lässt sich viel einfallen, um sein Ziel trotz des Alters von 90 Jahren noch weiterverfolgen zu können und erweist sich als versierter SOK-Stratege, der die Kunst der Zielauswahl ebenso wie die Kunst der Kompensation von Schwierigkeiten beherrscht: Sein Hörvermögen ist im Alter stark gesunken, häufig versteht er seine Gesprächspartner zu schwer. Schmidt nimmt es mit Humor und Selbstbewusstsein: »Mit dem Hörgerät verstehe ich die Hälfte – aber die andere Hälfte muss ich mir hier kombinieren«, sagt er und tippt sich dabei an den Kopf. Für das Schreiben seiner Bücher nimmt er sich heute mehr Zeit als früher und gesteht sich freimütig ein: »Ich bin zu alt, um das aus der Hand zu schütteln.« Die Mischung aus Hartnäckigkeit, Akzeptanz des Alters, Kreativität und Humor verhelfen ihm immer wieder zum Ziel – und ermöglichen ihm beachtliche Leistungen im hohen Alter. Dass dieses Engagement auch eine große Kraftanstrengung bedeutet, leugnet Schmidt dabei nicht. Auf die Frage eines Journalisten, ob die Recherchen für seine Bücher eher Arbeit oder Vergnügen sei, antwortet Schmidt nur knapp: »Harte Arbeit!« Und auf die Nachfrage, was ihn dabei antreibe, vielleicht Leidenschaft?, sagt Schmidt: »Leidenschaft? Nein. Die brauchen Sie nicht. Wille! Und Zigaretten.«

Helmut Schmidt ist ohne Frage eine Ausnahmepersönlichkeit. Auf andere Bereiche bezogen, würde sich pragmatische Intelligenz vielleicht eher so zeigen: Das Ehepaar, das gerne reist, gibt irgendwann die langen Fahrten mit dem eigenen Auto auf, weil sie einfach zu anstrengend geworden sind. Stattdessen schließt man sich einer Reisegruppe an. Das große Maß an Individualität wird zugunsten von Sicherheitsaspekten aufgegeben. Die 75-Jährige fühlt sich nach dem Tod ihres Mannes in ihrem Haus einsam. Sie entschließt sich, in eine gute Altenresidenz umzuziehen. Der Verkauf des Hauses ermöglicht ihr die Finanzierung. Die Alternative, in ihrem schönen Haus alleine zu leben, hat sie zugunsten ihres Zieles, unbesorgt und in Gesellschaft alt zu werden, verworfen.

Workshop Weisheit

Eine besonders interessante Facette der pragmatischen Intelligenz ist die Tatsache, dass man sie relativ einfach im täglichen Leben ausbauen und schulen kann. Menschen, die das tun, profitieren davon. Das zeigen inzwischen viele Studien.

Professor Willibald Ruch, Persönlichkeitspsychologe an der Universität Zürich, untersucht beispielsweise mit seiner Arbeitsgruppe ganz praktisch, inwieweit man die einzelnen Facetten der Kunst des guten Lebens schulen kann. Seine Probanden bekommen einfache Übungen, die gewisse Fähigkeiten trainieren, die nachweislich mit einer hohen Lebenszufriedenheit korrelieren. Später prüfen die Wissenschaftler die Auswirkung des Trainings auf die Lebenszufriedenheit der Teilnehmer.

Das vorläufige Ergebnis der Studien: Es funktioniert.[95] Menschen, die beispielsweise Übungen zur Kreativität und Dankbarkeit machten, gewannen messbar an Lebensfreude. Sie haben Facetten ihrer pragmatischen Intelligenz geschult und konnten sie positiv für sich und ihr Leben einsetzen. Besonders Dankbarkeit ist eine Fähigkeit lebenskluger Menschen, die das Wohlbefinden extrem erhöht. Versuchspersonen, die jemandem, dem sie etwas verdankten, einen Dankesbrief schrieben, fühlten sich über Wochen positiver gestimmt als die Vergleichsgruppe. Aber auch die Wertschätzung für den eigenen Lebensweg macht zufrieden, zeigt eine andere Übung der Wissenschaftler: Man betrachtet ein enttäuschendes oder sogar schmerzhaftes Erlebnis aus der persönlichen Vergangenheit und schreibt auf, welche positive Auswirkung diese Erfahrung für das weitere Leben hatte. Der Effekt: Die Menschen fühlen sich ausgeglichener und wohler in ihrem Leben.

Der Psychotherapeut Prof. Michael Linden, Leiter der Abteilung Verhaltenstherapie und Psychosomatik der Rehabilitationsklinik Klinik Seehof der Deutschen Rentenversicherung, Teltow, und Leiter der Forschungsgruppe Psychosomatische Rehabilitation an der Charité, Universitätsklinikum Berlin, entwickelte dagegen speziell für Menschen, die eine große Kränkung, etwa eine Scheidung oder eine Kündigung, erlebt haben und über diesen Schock nicht hinwegkommen, eine Weisheitstherapie. In den Therapiestunden werden den Patienten ganz gezielt Techniken vermittelt, die erreichen sollen, dass sie das Erlebte letztlich doch in einen sinnvollen Zusammenhang stellen und ihr Grundvertrauen in die Welt wieder herstellen könnten. Zentral ist beispielsweise eine Übung, in der die Patienten einen »Perspektivenwechsel« üben. Dazu schlüpfen sie in Gedanken in die Rolle desjenigen, der sie gekündigt oder betrogen hatte. Häufig merken die Patienten durch diese Übung, dass die Opfer-Täter-Aufteilung so klar nicht stimmt, dass sich auch das Gegenüber nicht nur wohl, stark und überlegen gefühlt hat. In einer anderen Übung sollen sich die Patienten möglichst weise mit einem gravierenden und schier unlösbaren Problem eines anderen Menschen beschäftigen. Auf diese Weise können sie ihre weisen Fähigkeiten üben – ohne sich in eigene Emotionen zu verstricken. Erst im zweiten Schritt wenden die Patienten das Geübte auf ihre eigene Situation an und konnten so eine tolerantere, humorvollere Perspektive für ihre unlösbaren Probleme entwickeln, die Handlungsspielräume ließ, statt zu lähmen. Das Ergebnis der Therapie: Die Stimmung der Patienten stieg, die psychosomatischen Beschwerden von Rückenschmerzen bis Schlaflosigkeit nahmen bei einigen stark ab.

In einer anderen Studie, die Ursula Staudinger durchführte, konnte sie zeigen, dass ältere Menschen ab 55 Jahre, die sich im Rahmen eines Ehrenamtes betätigen, sehr von einem begleitenden Kompetenztraining profitieren.[96] Die Teilnehmer des Trainings konnten ihre bereits vorhandenen Fähigkeiten mithilfe der professionellen Begleitung besser in ihr bürgerschaftliches Engagement einbringen, sie fühlten sich gefordert, aber nicht überfordert. Nach dem Training hatten sie mehr Spaß daran, auch in anderen Bereichen ihres Lebens wieder etwas Neues zu lernen. »Wir konnten offensichtlich die Offenheit für neue Erfahrungen bei den Menschen stärken«, erklärt Staudinger.

Bei der Vergleichsgruppe, die ein Ehrenamt ohne das Kompetenztraining ausführte, zeigte sich kein Effekt für die generelle Offenheit für Neues. Sie entsprachen trotz des Engagements im Ehrenamt eher dem Klischee, das alten Menschen anhaftet: Das Interesse an Neuem sinkt mit den Jahren. Damit vermindert sich auf Dauer häufig auch die aktive Teilnahme am gesellschaftlichen Leben, weil man immer weniger Lust hat, sich auf neue Menschen, neue Situationen, ungewohnte Herausforderungen einzulassen.

Die Gesellschaft kann pragmatische Intelligenz fördern

An dieser Stelle wird sehr deutlich, dass die Entwicklung der pragmatischen Intelligenz auch maßgeblich von den Möglichkeiten abhängt, die eine Gesellschaft ihren Bürgern bietet.

Dass man seine pragmatische Intelligenz, die Fähigkeit, Ziele klug und altersangemessen auszuwählen und zu verfolgen, durch den persönlichen Lebensstil verbessern kann, ist nur die eine Seite der Medaille. Auf der anderen Seite stehen die Möglichkeiten und Hilfen aus unserer Umwelt, die Menschen auf ihrem Weg, beim Erreichen ihrer Ziele und ihrer persönlichen Entwicklung unterstützen – oder aber gesellschaftliche Umstände, die sie behindern.

Jüngeren Menschen steht in unserer Gesellschaft beispielsweise eine Vielzahl von Unterstützungsmöglichkeiten zur Verfügung, die bei der Zielauswahl, bei der Optimierung eigener Fähigkeiten, aber auch bei der Kompensation von Schwierigkeiten behilflich sein können: Lehrer in der Schule helfen bei Fragen rund um Begabung und Talent. Berufsberatung unterstützt bei der Berufswahl. Sogar Konflikttraining ist inzwischen ein Thema im Schulunterricht. Später, im Berufsleben und in der Familienphase, gibt es Coaches, Unterstützung für Familien und Weiterbildungen aller Art, die einem auf dem Weg zu den verschiedenen Zielen behilflich sein können. Die persönliche Gesundheitsvorsorge wird unterstützt, zum Beispiel durch den Gesundheitspass für Kinder und die regelmäßigen betriebsärztlichen Untersuchungen als Arbeitnehmer. Man benutzt technische Geräte wie Handys und Computer und fährt ein eigenes Auto, das auf die Bedürfnisse des eiligen Stadtmenschen oder des Langstreckenfahrers zugeschnitten ist, um sein tägliches Leben zu meistern.

Nachholbedarf in Sachen Alterskompatibilität

Aber wie ist es im Alter? Die moderne Technik macht sich beispielsweise nicht die Mühe, alterskompatibel zu sein: Handys, Computer – die meisten technischen Neuheiten fokussieren ausschließlich auf junges Publikum. Das kann man am flippigen Design ebenso sehen wie am Mini-Bildschirm und Mini-Tastatur am tragbaren Computer. Auch gesellschaftliche Angebote sind eher rar gesät: Weiterbildung beschränkt sich hauptsächlich auf Angebote im Seniorenstudium und in der Volkshochschule, die vor allem Wissen vermitteln, aber nur selten praktischen Wert haben. Wer sich für ein Ehrenamt interessiert, muss sich weitgehend selbst erarbeiten, wie er den Anforderungen gerecht wird oder sich an passender Stelle auch abgrenzt gegen die Ansprüche der Vereine oder Menschen, die man ehrenamtlich unterstützt. Die Möglichkeiten, im Alter eine qualifizierte Arbeit zu tun, die auch Geld und Anerkennung bringt, sind gering – abgesehen von einigen Managern, die ihren Firmen als gut bezahlte Berater verbunden bleiben. Die so forcierte Altersarmut wirkt sich dabei in vielen Bereichen negativ aus: Wer arm ist, kümmert sich weniger um seine Gesundheit und kann weniger am gesellschaftlichen Leben teilhaben. Die körperliche Gesundheit leidet darunter genauso wie die geistige. Auch die großen Vorurteile gegenüber den alten Menschen macht es vielen Älteren schwer, sich weiter aktiv in die Gesellschaft einzubinden.

Dagegen würden viele ältere Menschen sehr davon profitieren, würden sie auf ihr Alter und ihre Bedürfnisse abgestimmt Unterstützung und Weiterbildung erfahren. Das zeigt das obige Beispiel von den Kompetenzkursen im Rahmen eines Ehrenamtes ebenso wie die ersten Ergebnisse der Hausarztstudie Invade (siehe Seite 62), in der die Teilnehmenden durch die medizinische Aufklärung und Betreuung ihre Gesundheitswerte deutlich verbessern und ihr Demenzrisiko senken konnten.

Dieses Umdenken hätte in der Praxis viele Gesichter und würde alle Bereiche der Gesellschaft und Wirtschaft durchdringen: In Japan haben einige Handy-Hersteller beispielsweise spezielle Handys entwickelt, die große Tasten, einen sehr gut beleuchteten, großen Bildschirm und Extratasten haben, unter denen man Notfallnummern speichern kann – mit einem Klick hat man Tochter oder Notarzt gerufen. Die Handys sehen dabei genauso schick aus wie die Telefone für junge Leute. Die japanischen Handy-Hersteller haben verstanden, dass Ältere einfach nur mit ihren Anforderungen ernst genommen werden wollen, ohne in irgendeine Richtung eingeordnet zu werden. In Deutschland entstehen vielerorts Mehrgenerationenhäuser, in denen alte und junge Menschen Tür an Tür wohnen und sich gegenseitig das Leben erleichtern und gerade die älteren ihren selbstständigen Lebensstil sichern. Dabei stellt man fest: Die optimale Wohnform für alle gibt es nicht. Im Alter sind die Menschen genauso individuell wie in jungen Jahren. Aber Aufklärung und erste Erfahrungsberichte, wie sie Bremens früherer Bürgermeister Henning Scherf in seinem Buch *Grau ist bunt* liefert, helfen dabei, die richtige Wohnform zu finden und aktiv zu wählen.

Studien zeigen: Menschen, die ihr Leben im Alter als besonders »gelungen« empfinden, zeichnen vor allem drei Dinge aus: Sie führen ein aktives Leben mit vielfältigen sozialen Kontakten. Sie haben persönliche Interessen und Ziele, für die sie sich engagieren. Und ihre Gesundheit ist ihnen ein Anliegen, um das sie sich engagiert kümmern.[97]

Man kann diesen Bogen weiterspannen: Nur wer gesundheitlich gut versorgt ist, kann altersbegleitende Erkrankungen – vom Schlaganfall bis zur Demenz – vermeiden oder die Auswirkungen schmälern und so seine Selbstverantwortung auch in späten Jahren optimal übernehmen. Nur wenn der öffentliche Nahverkehr genauso wie kulturelle Angebote und Bildungsmöglichkeiten auf Ältere abgestimmt sind, wird es vielen Menschen ermöglicht, auch im Alter aktiv und interessiert zu bleiben. Mit den passenden Angeboten können ältere Menschen sogar aktiv in Aufgaben eingebunden werden, die gleichermaßen der gesamten Gesellschaft wie auch ihrer persönlichen Entwicklung und Gesundheit zugutekommen.

Gesellschaftliche Rahmenbedingungen

Im Hinblick auf dieses Kapitel und im Rückblick auf das gesamte Buch kann man deshalb sagen: Nur wenn auch die gesellschaftlichen Rahmenbedingungen, von der Gesundheitsvorsorge über die Bildungsangebote bis hin zu den Städtebauern und Herstellern von technischen Geräten, die Bedürfnisse der älteren Menschen ernst nehmen und sie in ihren speziellen Bedürfnissen unterstützen, wird es möglich sein, dass mehr und mehr Menschen zufrieden, aktiv und gesund sehr alt werden. Gutes Altern ist also nicht nur eine individuelle Aufgabe, sondern eine Herausforderung für die gesamte Gesellschaft.

In unserem Schlusswort lesen Sie, welche Anregungen – man könnte auch sagen Forderungen – sich unserer Ansicht nach aus dem heutigen Wissen über die Zusammenhänge von Gehirngesundheit, gelungenem Älterwerden und Alzheimer-Demenz für unsere Gesellschaft ergeben. Manches davon klingt vielleicht provokant und überspitzt. Aber solange es das Denken anregt, dient es in vielerlei Hinsicht der guten Sache.

Epilog: Gemeinsam besser alt werden

Warum das Phänomen Demenz uns alle angeht und was eine Gesellschaft tun kann, damit mehr Menschen zufrieden, gesund und in Würde alt werden können

Wir kennen heute aufgrund von epidemiologischen Erkenntnissen und Einsichten in die biologischen Grundlagen der Alzheimer-Erkrankung eine ganze Reihe von vernünftigen Maßnahmen, die sich positiv auf unsere körperliche Gesundheit und geistige Leistungskraft im Alter auswirken und – zumindest statistisch gesehen – das Risiko, an einer Demenz zu erkranken, signifikant vermindern.

In den letzten 50 Jahren hat sich außerdem viel getan, was man sehr wohl als praktische Prävention der Alzheimer-Erkrankung bezeichnen könnte: Das Gesundheitsbewusstsein ist enorm gestiegen. Es gilt nicht mehr als schick, viel zu rauchen, nicht mehr als Zeichen herber Männlichkeit, besonders viel zu trinken, und nicht mehr als Statussymbol, besonders dick zu sein. Sportliche Betätigung oder zumindest Bewegung und eine gesunde Ernährung sind für viele Menschen eine Selbstverständlichkeit.

Die Lebenserwartung ist gestiegen und immer mehr Menschen in der westlichen Gesellschaft erreichen das Rentenalter in einem guten Gesundheitszustand. Auch die geistigen Parameter haben sich in den letzten Jahrzehnten zum Positiven verändert: Immer mehr Menschen kommen in den Genuss einer guten Ausbildung. Auch außerhalb von Schulen und Universitäten steigen die Möglichkeiten, sich zu bilden, ständig, von der Volkshochschule über das Fernsehen bis zum Internet.

All das sind Veränderungen, die das Alzheimer-Risiko senken, wie empirische Untersuchungen zeigen. Und es wäre nur logisch, wenn man jetzt denkt, dass man doch einfach diesen Weg noch konsequenter beschreiten sollte, um die Gesundheit der alternden Bevölkerung weiter zu verbessern, zu stabilisieren – und letztlich die Kosten für Versorgung und Pflege zu senken.

Unterschiedliche Grundvoraussetzungen

Doch genau an dieser Stelle müssen wir deshalb auch vor allzu viel Euphorie und Aktionismus warnen. Wir gehen nicht davon aus, dass sich die Erkenntnisse aus der Wissenschaft schnell und eins zu eins in Alzheimer-Präventionsprogramme für eine ganze Gesellschaft umsetzen lassen. Warum? Viele Studien zeigen zwar eindeutig positive Zusammenhänge zwischen bestimmten Interventionen und einem verringerten Alzheimer-Risiko. Aber die Studien bilden nicht die Vielfalt der Menschen ab. Und wenn man sich auf die Ebene der Individuen begibt, dann muss man feststellen: Patentrezepte gibt es trotz allem nicht. Schon die Grundvoraussetzungen in der Gesellschaft sind zu unterschiedlich, als dass man mit einem Rezept für alle auskommen könnte: Beispielsweise gibt es Menschen, die einfach eine recht große allgemeine Fitness mitbringen. Sie durchlaufen die Schule ohne größere Schwierigkeiten, erarbeiten sich eine interessante und mental fordernde Tätigkeit, führen gute Beziehungen. Ihnen fällt es nicht schwer, nach einem Arbeitstag noch eine Stunde gesunden Sport zu machen, neben der Arbeit interessante Hobbys zu pflegen und sich beim Essen zu mäßigen. Alles Verhaltensweisen, die sich auf die geistige Leistungskraft im Alter vermutlich positiv auswirken.

Aber es gibt eben auch Menschen, die keine geistig anspruchsvolle Tätigkeit ausüben, die nicht das Geld oder die Gelegenheit haben, abends im Sportclub ihre Muskeln und am Wochenende im Bridgeclub ihren Geist zu trainieren. Die nicht das Glück haben, gute Beziehungen zu führen, die vielleicht einsam sind. Sämtliche Faktoren, die sich eher ungünstig auf die geistige Leistungskraft im Alter auswirken.

Diese individuellen Unterschiede und Voraussetzungen müssen immer mitbedacht werden, um zu verhindern, dass sich die Euphorie über Präventionsmöglichkeiten für bestimmte Erkrankungen letztlich zum Nachteil der Menschen auswirkt. Zum Beispiel, indem die Krankenkassen bestimmte Risikofaktoren mit erhöhten Beiträgen belegen oder bestimmte Erkrankungen nicht mehr oder nur noch unzureichend finanziell getragen werden. Nach dem Motto: Diese Erkrankung hätten Sie verhindern können und tragen insofern Mitschuld an den entstehenden Behandlungskosten. Wer sich schon einmal mit Kosten für eine zahnärztliche Behandlung herumgeschlagen hat, kennt die praktischen Auswirkungen von solchen schöngerechneten Präventionsmöglichkeiten.

In Japan konnte man darüber hinaus beobachten, dass es bei weitem nicht immer gesund ist, wenn Erkenntnisse aus der Wissenschaft überstürzt und mit dem Gießkannenprinzip in die Praxis umgesetzt werden: Im Frühjahr 2008 verabschiedete die japanische Regierung ein Gesetz, das zum Ziel hat, Herz-Kreislauferkrankungen und andere Gesundheitsprobleme, die mit einen zu hohen Körpergewicht zusammenhängen, zu senken. Man griff zu einer einfachen Methode: Alle Arbeitnehmer müssen einmal im Jahr unter ärztlicher Aufsicht ihren Taillenumfang messen. Wer einen gewissen Wert überschreitet, ist angehalten, dafür zu sorgen, dass die körperliche Fitness schnellstmöglich steigt und das Körpergewicht sinkt. Beamte schritten als Erste mit gutem Beispiel voran. Wer über dem empfohlenen Taillenumfang lag, nahm sofort ein Sportprogramm auf – mit zum Teil tödlichen Folgen.

Man kann die Erkenntnisse aus der Wissenschaft zur Prävention der Alzheimer-Erkrankung also nicht als schnell wirksame Patentrezepte darstellen. Aber was gilt es dann zu tun?

Individuelle Präventionsmöglichkeiten

Wenn man trotz aller Unwägsamkeiten so etwas wie Leitsätze für eine Alzheimer-Prävention formulieren will, landet man bei uralten Weisheiten. Doch wir hoffen, dass Sie nach der Lektüre dieses Buches zumindest einen neuen Blick auf diese alten, schlichten Weisheiten bekommen haben.

»Erkenne dich selbst«: Nicht jede Empfehlung ist für jeden geeignet. Man muss die eigenen Stärken und Schwächen erkennen, um das Beste aus bestimmten Gelegenheiten zu machen. Der eine hat wirklich eine Leidenschaft für den Langstreckenlauf – und profitiert von einem Vorbereitungstraining auf den Volkslauf. Der andere genießt den täglichen Spaziergang viel mehr. Man darf sich mit seinen Aktivitäten nicht überfordern, aber durchaus selbstbewusst die Interessen verfolgen, die einen besonders ansprechen – ganz gleich, ob sie anderen attraktiv erscheinen oder nicht. Wer gerne Briefmarken sammelt, sollte seine Zeit damit und nicht mit einem ungeliebten Theaterbesuch verbringen, weil das vermeintlich für den Geist anregender wäre. Das bedeutet allerdings auch, dass es sich lohnt, zeitlebens die persönlichen Interessen und Vorlieben im Auge zu behalten und nicht über Jahre völlig zu vernachlässigen – zum Beispiel aufgrund von beruflichem Stress oder Familie. Denn dann kann es passieren, dass man später feststellen muss, dass einem schlicht die Motivation, die Kraft oder Gesundheit fehlt, um sich mit den ungewohnten Hobbys zu beschäftigen.

»Mens sana in corpore sano« oder »Ein gesunder Geist in einem gesunden Körper«: Zum einen ist es mit Sicherheit richtig und wichtig, für die Vorbeugung von Altersvergesslichkeit und Alzheimer alle erkennbaren und behandelbaren körperlichen Krankheiten zu diagnostizieren und zu behandeln. Besonders Bluthochdruck, Diabetes mellitus, erhöhte Cholesterinwerte, Übergewicht und Depression sind Erkrankungen, die das Risiko für eine Alzheimer-Erkrankung erhöhen. Diese Erkrankungen muss man im mittleren und sollte man im höheren Lebensalter konsequent behandeln und tut damit seinem Gehirn einen riesigen Gefallen.

Nichts im Übermaß: Wer nur Marathon läuft oder ausschließlich Schach spielt, erreicht in seiner speziellen Disziplin vermutlich hohe Kompetenz. Man muss sich jedoch im Klaren darüber sein, dass nie alles zugleich möglich ist – im Alter noch weniger als in jungen Jahren. Wer beispielsweise mit 60 Jahren beim nächsten Volkslauf als Gewinner durchs Ziel gehen möchte, muss sehr viel trainieren und sehr viele Abstriche in anderen Bereichen machen. Der Gehirngesundheit ist jedoch das rechte Maß, die rechte Zeiteinteilung zuträglich. Für den einen mag es richtig sein, auch in hohem Alter ganztägig als Unternehmer zu agieren. Für die meisten Menschen zahlt sich jedoch ein Tagesablauf, der abwechslungsreich ist, ohne zu überfordern, eher in Wohlbefinden aus. Nichts im Übermaß gilt dabei in Hinblick auf die geistige Gesundheit wie für fast alle Bereiche des Lebens: Aufgaben, die wir bewältigen können, fordern unsere Aufmerksamkeit und unser Gehirn, Dauerstress schädigt es dagegen. Ein Glas Wein am Tag schützt unser Gehirn vor einer Alzheimer-Demenz. Übermäßiger Alkoholkonsum zerstört es frühzeitig.

Gesellschaftliche Präventionsmöglichkeiten

Die bisherigen Anregungen können von jedem Menschen ganz persönlich umgesetzt werden, sind insofern eine persönliche Alzheimer-Prävention. Es bleibt die Frage, wie man diese individuellen Empfehlungen in größerem Stil in die Gesellschaft tragen könnte. Mehr Aktivitäts- und Begegnungsprogramme für ältere Menschen? Gesundheits-Screenings?

Aktivität im Alter ermöglichen: Zu allererst müssen wir von dem konventionellen Altersbild weg. Denn Aktivität – sowohl körperlich als auch geistig – ist die wohl wichtigste Präventionsmöglichkeit für Alzheimer im Alter. Wenn Menschen mit 65 Jahren auf eine Art Abstellgleis der Gesellschaft rücken und sich fast nur noch mit ihrem Privatleben beschäftigen dürfen, so ist das für die Gesundheit vieler Menschen, die über relativ wenig eigenen Antrieb und Interessen verfügen, von großem Nachteil. Abgesehen davon sind viele mit 65 Jahren topfit. Für künftige Generationen wäre es deshalb eine reine Verschwendung, wenn sie ihre Zeit nur damit verbringen, ihre Traumreisen nachzuholen, ihren Garten zu bestellen oder stundenlang Kreuzworträtsel zu lösen.

Ein Weg zu einem veränderten Altersbild könnte sein, dass auch Ältere wieder mehr in die Gesellschaft der arbeitstätigen Bevölkerung integriert werden. Für sie würde dann gelten: Arbeiten auf kleiner Flamme ist gesund!

Ältere in der Pflege? Modelle für Arbeit im Alter kann man sich in verschiedenen Varianten vorstellen. Für alle Seiten von Vorteil könnte es beispielsweise sein, wenn gerade Ältere mehr und mehr in die Versorgung und Pflege anderer älterer Menschen, die weniger fit sind, eingebunden werden. Sozialleben, Einkäufe, Hilfe im Haushalt, Hilfe beim selbstständigen Leben zu Hause – all das wären Aufgaben, die Menschen jenseits der beruflichen Laufbahn für andere übernehmen könnten. Natürlich gegen eine Bezahlung, denn nur so würden solche Tätigkeiten attraktiv für all die Personen, die ihre Rente aufbessern möchten – und das dürften in ein paar Jahren viele sein. Der Nutzen läge hier auf beiden Seiten: Die älteren Menschen mit großen Beschwerden würden mehr soziale Kontakte und Einbindung in die Gesellschaft erleben, als es durch die Versorgung über einen Pflegedienst möglich ist. Und die rüstigen Alten würden durch die Tätigkeit ihre eigene körperliche und geistige Fitness länger erhalten – und auf diese Weise das Gesundheitssystem doppelt entlasten. Für die professionelle Altenpflege wären diese Menschen keine Konkurrenz, denn es gibt viele Tätigkeiten in der Pflege, die nur Fachkräfte ausführen können.

Natürlich müsste so ein Vorhaben auch von staatlicher Seite unterstützt und gefördert werden. Die Helfer bräuchten Ausbildungsmöglichkeiten, Anleitung in ihrer Arbeit. Auch Strukturen, die eine gewisse Kontrolle ausüben und als Ansprechpartner und Verteilerstation für dieses Arbeitsfeld fungieren, wären nötig. Finanzierungsmöglichkeiten, wie beispielsweise über die Renten- und Pflegekassen, müssten durchdacht werden.

Vielleicht meinen Sie jetzt, dass es diese Tätigkeiten im Ehrenamt doch schon längst gibt. Aber der große Unterschied wäre, dass es sich nicht um ein Ehrenamt handelt, sondern um eine Verdienstmöglichkeit jenseits des Rentenalters, die gesellschaftlich anerkannt – und auch für die Gesellschaft wichtig ist. Die Versorgung von alten Menschen durch ältere Nachbarn oder Menschen aus dem Stadtteil wäre damit keine barmherzige Angelegenheit mehr, sondern eine ganz moderne Win-Win-Situation.

Man kann sich vorstellen, dass auf diese Weise die Kluft zwischen gesunden Alten und den gebrechlichen Alten schrumpfen würde. Und vermutlich wären viele Menschen für diese Aufgaben geeignet. Denn wir arbeiten heute fast unser ganzes Leben lang in Teams und vielfältigen zwischenmenschlichen Kontexten. Das Soziale ist letztlich eine Kompetenz, die sehr viele Menschen mitbringen, ganz gleich, welchem Beruf sie nachgingen.

Wenn man sich diese Idee ohne Vorurteile durch den Kopf gehen lässt, dann könnte man am Ende fast hoffen, dass die Renten so weit sinken, dass jeder hochmotiviert ist, eine angemessene Arbeit zu übernehmen, und dankbar dafür, wenn sich noch etwas dazuverdienen lässt.

Modellprojekte, die zeigen, dass diese Idee in der Praxis funktionieren kann, gibt es bereits: Im süddeutschen Ort Riedlingen haben Menschen eine Seniorengenossenschaft gegründet. Wer dort Mitglied ist, hat die Garantie, dass er im Falle von Pflegebedürftigkeit zu Hause versorgt wird – und mit relativ hoher Wahrscheinlichkeit nicht ins Heim muss. Diese Versorgung übernehmen zum großen Teil die rüstigen Mitglieder der Genossenschaft, vor allem die Grundpflege, wie waschen, anziehen und Einkäufe tätigen. Gut sechs Euro beträgt der Stundenlohn, der aus dem Genossenschaftsgeld bezahlt wird. Die medizinische Pflege übernimmt Fachpersonal. Über 90 Prozent der bis dato verstorbenen Genossenschaftsmitglieder musste nicht ins Altenheim.

In Eichstätten am Kaiserstuhl gründete der Bürgermeister Anfang der neunziger Jahre das Eichstätter Generationenprojekt. Auch hier versorgt eine Gruppe aus Ehrenamtlichen, bezahlten Laienpflegern und Profis die älteren Menschen des Ortes. Und man stellt fest, dass ein Großteil der täglichen Pflege und Versorgung durch Laien sehr gut funktioniert.

Natürlich werden sich nicht alle älteren Menschen für diese Aufgaben begeistern können, auch wenn das Geld noch so sehr lockt. Für manche kann es auch sinnvoller sein, wenn sie ihre berufliche Tätigkeit in kleinem Rahmen weiter fortsetzen. Aber letztlich gibt es heute immer weniger Menschen, die Berufe haben, die sie auch nach der Berentung weiterführen können. Was soll ein Versicherungsangestellter nach der Rente außerhalb seiner Firma mit seinem Beruf noch anfangen? Eine Callcenter-Mitarbeiterin? Ein Arzt? Nicht jeder kann nach der Rente als Seniorexperte oder Entwicklungshelfer interessante Felder für seine Fähigkeiten finden. Nicht jeder hat den Mut und die Motivation, sich mit seinen beruflichen Erfahrungen selbstständig zu machen. Und es ist auch eine Illusion zu glauben, dass eine 65-Jährige im Alter schnell von der medizinisch-technischen-Assistentin zur Floristin umschult, weil es in diesem Beruf vielleicht noch Arbeitsmöglichkeiten für Ältere gibt. Auch gibt es nicht mehr viele Mehrgenerationenhaushalte, in denen die Großeltern sinnvolle und aktive Familienaufgaben übernehmen.

Veränderte Rentenstruktur: Als Bismarck das Rentenalter ins Leben rief, lag es bei 70 Jahren – und weniger als 20 Prozent der Bevölkerung erreichten dieses Alter. Schon damals war die Rente nicht als Altersverdienst, sondern als Zubrot ausgelegt: Bei einem Jahresverdienst von durchschnittlich 550 Euro lag die Rente bei knapp 120 Euro im Jahr. Zu wenig zum Leben, zu viel zum Sterben, könnte man sagen. Die heutige Rentenstruktur und -erwartung hat sich erst in der zweiten Hälfte des letzten Jahrhunderts entwickelt – und ist offensichtlich schon wieder überholt. Einige Generationen konnten davon profitieren, dass die Bevölkerungsstruktur und die wirtschaftliche Entwicklung ein langjähriges, sorgloses Rentnerdasein ermöglichte. Aber eigentlich wusste man schon immer, dass dieser Zustand nur von sehr kurzer Dauer sein kann.

In den USA, wo die Absicherung des Alters heute ähnlich prekär ist wie in Deutschland zu Bismarcks Zeiten, hat sich dementsprechend das Modell vom arbeitenden Senior entwickelt. Dort ist es normal und anerkannt, dass ein 80-Jähriger im Supermarkt die Waren für die Kunden in eine Tüte packt oder eine 75-Jährige im Coffeeshop den Muffin serviert. Und man kann häufig – nicht immer – beobachten, dass diese Menschen ihre Tätigkeit gerne tun, dass sie stolz darauf sind, noch arbeitstätig zu sein und die Anerkennung der Kunden genießen. Mit der derzeitigen Finanzkrise in den USA wird sich dieser Trend vermutlich noch verstärken. Durch das Platzen der Immobilienblase haben viele kleine Anleger genau das Geld verloren, das sie sich für das Alter angespart hatten. Eine Katastrophe. Aber es kann sein, dass sich gerade aus dieser Not vorbildhafte Modelle entwickeln, die älteren Menschen erlauben, mit angemessenen Tätigkeiten Geld für ihren Lebensunterhalt zu verdienen.

Leider wurden bei uns keine praktikablen Modelle für die heutige Situation entwickelt – und so sind alle einfach empört darüber, dass die Sache mit den Renten und dem Ruhestand nicht mehr so funktioniert, wie sie es bei ihren Eltern gesehen haben. Und immer noch finden wir es eine Zumutung, uns vorzustellen, dass man im Alter – zumindest zum Teil – durch Arbeit für seinen Lebensunterhalt sorgen muss. Dabei ist es unumgänglich, uns darauf einzustellen, dass sich die Renten nicht mehr über Generationen hinweg ansparen und unseren Ruhestand finanzieren. Die Zeiten sind einfach vorbei. Vielmehr sollten wir uns intensiv mit der Frage beschäftigen, wie es einer breiten Bevölkerung ermöglicht werden kann, auch im Alter Geld zu verdienen. Zudem diese aktive Teilnahme am gesellschaftlichen Leben auch für Gesundheit und Selbstständigkeit im Alter sehr förderlich wäre.

Zum Abschluss

5 Mythen über die Alzheimer-Erkrankung, die Sie nicht länger glauben sollten

Ein erster Schritt hin zu einem anderen Blick auf die Alzheimer-Erkrankung und zu einem besseren Umgang mit den Betroffenen und ihren Familien wäre, sich von Vorurteilen ebenso wie von einem überzogenen Glauben an die Möglichkeiten der modernen Medizin zu lösen. Wir haben für Sie fünf Mythen über die Alzheimer-Erkrankung zusammengestellt, die Sie nicht länger glauben sollten:

1. Mythos: Auguste Deter war die erste Patientin mit Alzheimer

Die Alzheimer-Demenz gibt es, seit der Mensch denken kann. Schon im Altertum sprachen Aristoteles, Cicero und Juvenal über die »senile Verblödung«, die alte Menschen treffen kann. Natürlich gab es damals zahlenmäßig weniger Patienten. Viele Menschen starben jung. Der Arzt Alois Alzheimer, Namensgeber der Alzheimer-Erkrankung, hat insofern Anfang des zwanzigsten Jahrhunderts keine neuartige Krankheit entdeckt, sondern vor allem erstmals die Veränderungen im Gehirn gezeigt, die mit dem Verlust der Gedächtnisleistung seiner mit 51 Jahren recht jungen Patientin Auguste Deter einhergingen. Vor diesem Zeitpunkt wäre Alzheimers Entdeckung der Plaques und Fibrillen im Gehirngewebe allerdings auch nicht möglich gewesen. Die Färbemethoden, mit denen Alzheimer das Gehirngewebe von Auguste Deter anfärben und mikroskopisch untersuchen konnte, waren erst kurz vorher entdeckt worden.

2. Mythos: Die Alzheimer-Erkrankung ist erblich

Bei etwa jedem dritten Erkrankten finden sich noch ein oder mehrere weitere Krankheitsfälle in der Familie. Bei zwei Drittel der Fälle tritt die Demenz jedoch »spontan« auf.[98] Eine einfache und eindeutige genetische Ursache kann nur in sehr wenigen Fällen nachgewiesen werden, wenn Menschen an einer Alzheimer-Demenz erkranken. Sogar bei eineiigen Zwillingen, die vollständig identische Erbanlagen haben, kann es gut sein, dass nur ein Zwilling erkrankt und der andere nicht. Das Risiko für den zweiten Zwilling liegt bei 40 bis 60 Prozent. Das Fazit der Wissenschaftler: Genetische Faktoren können fast nie alleine für das Auftreten der Erkrankung verantwortlich gemacht werden.[99]

3. Mythos: »Wenn ich Alzheimer hätte, würde ich lieber schnell sterben«

Studien zeigen, dass sehr viele Gesunde angeben, sie würden im Falle einer schweren Demenz gerne Sterbehilfe in Anspruch nehmen. Wenn man jedoch Menschen mit schweren Erkrankungen oder alte Menschen in Pflegeheimen befragt, so zeigt sich, dass nur sehr wenige den Wunsch äußern, sterben zu wollen.[100] Die meisten hängen genauso sehr am Leben wie Gesunde. Der Lebenswille des Menschen ist offensichtlich viel stabiler und unabhängiger von objektiven Gesundheitsdaten, als Gesunde annehmen. Umso wichtiger ist es, den Patienten ein Leben zu ermöglichen, das so selbstbestimmt und lebendig ist wie nur irgend möglich.

4. Mythos: »Als die Oma ins Heim kam, da bekam sie plötzlich Alzheimer und wurde dement«

Die Alzheimer-Demenz entwickelt sich niemals plötzlich. Die Ablagerungen aus Eiweißen (Plaques, Fibrillen) lassen sich schon 30 und mehr Jahre vor dem Beginn der großen Vergesslichkeit im Gehirn nachweisen. Allerdings können belastende Lebensereignisse die geistige Leistungskraft eines Menschen mit einer beginnenden Demenz so sehr herausfordern, dass Defizite bei Gedächtnis und anderen Leistungen unübersehbar und zu einer zusätzlichen Belastung werden. In der gewohnten Umgebung reichten die geistigen Kräfte noch aus, um gut zurechtzukommen. Aber die Anpassungs- und Lernleistung, die nötig wäre, um sich in der neuen Umgebung mit den neuen Menschen zurechtzufinden, schafft das geschädigte Gehirn nicht mehr.

5. Mythos: Bald wird man ein Mittel gegen Alzheimer gefunden haben

Derzeit wird viel geforscht, um wirksame Medikamente gegen die Alzheimer-Demenz zu entwickeln. Die ersten »Impfungen« mit Wirkstoffen, die verhindern sollen, dass sich das giftige Eiweiß Beta-Amyloid-42 im Gehirn ansammelt und die Nervenzellen schädigt, werden bereits am Menschen getestet. Doch auch diese Impfungen haben nicht das

Potenzial, die Symptome zur Rückbildung zu bringen, wenn ein Patient wegen massiver Gedächtnisstörungen den Arzt aufsucht. Die Möglichkeiten der Prävention und der Frühdiagnose werden in den nächsten Jahren deshalb noch wichtiger werden.

Ebenso wird die praktische Umsetzung der Möglichkeiten an Bedeutung gewinnen, die man inzwischen hat, um das Fortschreiten eines Gedächtnisabbaus mit Hilfe einer individuell passenden Behandlung zu verzögern und die Betroffenen und ihre Angehörigen psychosozial und medizinisch so gut zu unterstützen, dass die Selbstständigkeit der Erkrankten möglichst lange erhalten bleibt. Die gute Behandlung ebenso wie die Integration von Menschen mit Alzheimer-Erkrankung wird deshalb auch in Zukunft kein rein medizinisches Problem sein, sondern eine Aufgabe, für die die gesamte Gesellschaft Verantwortung trägt.

Anhang

Danksagungen

Mein herzlicher Dank geht an meinen Lebenspartner Alexander Kiausch. Ohne ihn und unseren Sohn Felix wäre das Leben und damit auch das Arbeiten nur halb so schön. Danke auch an unsere Lektorin Heike Mayer, die das Buch mit ihren guten Anregungen bereicherte. Danke weiterhin an Anne Otto als erste kritische Leserin. Ein Dankeschön geht an alle Experten, die in unserem Buch erwähnt wurden. Nur ihrem unermüdlichen Wissensdurst und ihrer Arbeit ist es zu verdanken, dass wir dieses Buch schreiben konnten. Außerdem möchte ich mich auch ganz herzlich bei meinen Eltern für all ihre Unterstützung und den Glauben an meine Fähigkeiten bedanken.

Carola Kleinschmidt

… und ich danke Frau Kleinschmidt.

Prof. Dr. Hans Förstl

Anmerkungen

1. Umfrage Marktforschungsinstitut GfK: »Wenn Sie an das Alter denken, wovor fürchten Sie sich am meisten?« Befragungsgruppe: 1000 Personen über 14 Jahre. Veröffentlicht 11.2.2009, http://de.statista.com/statistik/daten/studie/3799/umfrage/furcht-vor-dem-alter/#stat
2. Weyerer S, Bickel H (2007) *Epidemiologie psychischer Erkrankungen im höheren Lebensalter*. Stuttgart: Kohlhammer
3. Bickel H (2002) Epidemiologie der Demenz. In: Beyreuther K, Einhäupl KM, Förstl H, Kurz A (Hrsg.) *Demenzen. Grundlagen und Klinik*. Stuttgart, New York: Thieme 15–41
4. ebenda
5. Statistisches Bundesamt (2008) Pflegestatistik 2007
6. Förstl H, Maelicke A, Weichel C (2005) *Demenz. Taschenatlas spezial*. Stuttgart: Thieme
7. Förstl H (2009) *Demenzen in Theorie und Praxis* (2. Aufl.) Heidelberg: Springer
8. Bickel H, Mösch E, Seigerschmidt E, et al (2006) Prevalence and persistence of mild cognitive impairment among elderly patients in general hospitals. *Dementia Geriatr Cogn Disorder*, 21:242–250
9. Kurz A, Pohl C, Ramsenthaler M, Sorg C (2009) Cognitive rehabilitation in patients with mild cognitive impairment. *International Journal of Geriatric Psychiatry*, 24:163–168
10. Pantel J, Kratz B, Essig M, Schröder J (2003) Parahippocampal volume reduction in aging-associated cognitive decline. *American Journal of Psychiatry*, 160:379–382
11. Förstl H, et al (2008) Leichte kognitive Beeinträchtigung mit Vorzeichen rascher Verschlechterung. *Dtsch Med Wochenschr*, 133:1–7
12. ebenda
13. MRC CFAS (2001) Pathological correlates of late-onset dementia in a multicentre community-based population in England and Wales. *Lancet*, 357:169–75

14 Snowdon DA, Greiner LH, Mortimer JA, et al (1997) Brain infarction and the clinical expression of Alzheimer's disease – the nun study. JAMA, 277:813–817
15 ebenda
16 Braak H, Braak E (1997) Frequency of stages of Alzheimer-related Lesions in different Age Categories. *Neurobiology of Aging*, 18(4):351–357
17 Snowdon, D (2001) *Lieber alt und gesund*. München: Blessing
18 Unter www.nunstudy.org können ständig die neuesten Studien nachgelesen werden
19 Knecht S, Berger K (2004) Einfluss vaskulärer Faktoren auf die Entwicklung einer Demenz. *Deutsches Ärzteblatt*, 101:2185–2189
20 Kivipelto M, et al (2002) Apolipoprotein E4 allele, elevated midlife total cholesterol level and high midlife systolic blood pressure are independent risk factors for late-life Alzheimer disease. *Annals of Internal Medicine*, 137:149–155
21 Wolf-Maier K, et al (2004) Hypertension treatment and control in five European countries, Canada and the United States. *Hypertension*, 43:10–17
22 MacKnight C, Rockwood K, Awalt E, McDowell I (2002) Diabetes mellitus and the risk of dementia, Alzheimer's disease and vascular cognitive impairment in the Canadian Study of Health and Aging. *Dementia and Geriatric Cognitive Disorders*, 14:77–83
23 ebenda
24 Gustavson D, Rothenberg E, Blennow K, et al (2003) An 18-year-follow-up of overweight and risk of Alzheimer's disease. *Arch Intern Med*, 163:1524–1528
25 Shobab LA, Hsiung GY, Feldmann HH (2005) Cholesterol in Alzheimer's disease. *Lancet Neurology*, 4:841–852
26 Seshadri S, Beiser A, Selhub J, et al (2002) Plasma homocysteine as a risk factor for dementia and Alzheimer's disease. *N Engl J Med*, 346:476–483
27 Bickel H (2006) Rauchen und Alkoholkonsum als Risikofaktor einer Demenz im Alter. *Sucht*, 52:48–59
28 Aktuelle Informationen unter www.Invade.de

29 Bickel H, et al (2006) Invade. Ein hausärztliches Interventionsprojekt zur Demenzprävention. *Herz + Gefäße für die Hausarztpraxis*, 3(3):64–67
30 Kothari RU, Pancioli A, Liu T, Brott T, Broderick J (1999) Cincinnati Prehospital Stroke Scale: reproducibility and validity. *Ann Emerg Med*, 33(4):373–378
31 Fleminger S, et al (2003) Head injury as a risk factor for Alzheimer's disease: the evidence 10 years on; a partial replication. *Journal of Neurology, Neurosurgery, and Psychiatry*, 74:857–862
32 Hähnel S, Stippich C, Weber I, Darm H, Schill T, Jost J, Friedmann B, Heiland S, Blatow M, Meyding-Lamadé U (2008) Prevalence of Cerebral Microhemorrhages in Amateur Boxers as detected by 3-Tesla Magnetic Resonance Imaging. *Am J Neuroradiol*, 29 (2):388–391
33 Ownby RL, et al (2006) Depression and Risk for Alzheimer's Disease. Systematic Review, Meta-analysis, and Metaregression Analysis. *Arch Gen Psychiatry*, 63:530–538
34 Wolter-Henseler DK (1996) *Gerontopsychiatrie in der Gemeinde. Bedarfsermittlung und Realisierungsmöglichkeiten für ein Gerontopsychiatrisches Zentrum am Beispiel einer Großstadt*. Köln: Kuratorium Deutsche Altenhilfe, KDA-Reihe Forum Bd 30
35 Kivipelto M, Nganda T, Laatikainen T, Windblad B, Soininen H, Tuomilehto J (2006) Risc score for the prediction of dementia risk in 20 years among middle age people: a longitudinal, population-based study. *Lancet Neurology*, 5:735–741
36 Thoreau HD (2004) *Vom Spazieren*. Zürich: Diogenes
37 Nancye M, et al (2005) Behavioral determinants of healthy aging. *Am J Prev Med*, 28 (3):298–304
38 Larson EB, et al (2006) Exercise is associated with reduced risk for incident dementia among personas 65 years of age and more. *Ann Intern Med*, 144:73–81
39 Lautenschlager NT, Cox KL, Flicker L, Foster JK, Bockxmeer van FM, Xiao J, Greenop KR, Almeida OP (2008) Effect of physical activity on cognitive function in older adults at risk for Alzheimer Disease. *JAMA*, 300(9):1027–1037
40 Kölling M (2003) Die Supersenioren. *Facts*, 38:86–91

41 Colcombe SJ, et al (2003) Aerobic fitness reduces brain tissue loss in aging humans. *J Gerontol A Biol Sci Med Sci*, 58:176–180

42 Snowdon D (2001) *Lieber alt und gesund*. München: Blessing

43 Kunhardt G, Kunhardt M (2007) *Keine Zeit und trotzdem fit. Minutentraining für Vielbeschäftigte*. Frankfurt: Campus

44 Ruitenberg A, et al (2002) Alcohol consumption and risk of dementia: the Rotterdam Study. *Lancet*, 359:281–286

45 Wang J, Ho L, Zhao Z, et al (2006) Moderate consumption of Cabernet Sauvignon attenuates Aß neuropathology in a mouse model of Alzheimer's disease. *The FASEB Journal*, 20:2313–2320

46 Snowdon D (2001) *Lieber alt und gesund*. München: Karl Blessing

47 Dubois B, et al (2007) Research criteria for the diagnosis of Alzheimer's disease: Revising the NINCDS-ADRDA criteria. *Lancet Neurol*, 6(8):734–746

48 Förstl H, Bickel H, Frölich I, et al (2008) MCI-plus: Leichte kognitive Beeinträchtigungen mit rascher Progredienz – I. Prävention und Therapie. *Deutsche Medizinische Wochenschrift*, 134:39–44

49 Teipel SJ, et al (2005) Measurement of basal forebrain atrophy in Alzheimer's disease using MRI. *Brain*, 128(11):2626–2644

50 Drzezga A, et al (2008) Imaging of amyloid plaques and cerebral glucose metabolism in semantic dementia and Alzheimer's disease. *NeuroImage*, 39(2):619-633

51 Sorg C, et al (2007) Selective changes of resting-state networks in individuals at risk for Alzheimer's disease. *Proc Natl Acad Sci USA*, 104(47):18760–18765

52 Eiden P (2008) Frühe Diagnose möglich und auch sinnvoll. *DNP*, 6:19–20

53 Lazarov O, Robinson J, Tang Y, Hairston I, Korade-Mirnics Z, Lee V, Hersh L, Sapolsky R, Mirnics K, Sisodia S (2005) Environmental Enrichment Reduces A Levels and Amyloid Deposition in Transgenic Mice. *Cell*, 120:701–713

54 Valenzuela MJ, Sachdev P (2006) Brain reserve and dementia: a systematic review. *Psychological Medicine*, 36:441–454

55 Stern Y, Alexander GE, Prohovnik I, Mayeux R (1992) Inverse relationship between education and parietotemporal perfusion deficit in Alzheimer's disease. Ann Neurol, 32:371–375

56 Stern Y (2002) What is cognitive reserve? Theory and research application of the reserve concept. Journal of the International Neuropsychological Society, 8:448–460

57 Valenzuela MJ, Sachdev P (2006) Brain reserve and dementia: a systematic review. Psychological Medicine, 36:441–454

58 Ball K, Bersch D, Helmers K, et al (2002) Effect of cognitive training interventions with older adults: a randomised control trial. JAMA, 288:2271–2281

59 Willis SL, Tennstedt SL, Marsiske M, et al (2006) Long-term effects of cognitive training on everyday functional outcomes in older adults. JAMA, 296:2805–2814

60 Oswald W, Gunzelmann T, Rupprecht R, Hagen B (2006) Differential effects of single versus combined cognitive and physical training with older adults: the SimA study in a 5-year perspective. Eur J Ageing, 3:179–192

61 Genoud C, Knott G, Sakata K, et al (2004) Altered synapse formation in the adult somatosensory cortex of brain-derived neurotropic factor heterozygote mice. J Neurosci, 24: 2394–2400

62 Levi O, Jongen-Relo A, Feldon J, et al (2003) ApoE4 impairs hippocampal plasticity isoform-specifically and blocks the environmental stimulation of synaptogenesis and memory. Neurobiol Dis, 13:273–282

63 Kempermann G (2006) Adult neurogensis. New York: Oxford University Press

64 Cabeza R, Anderson ND, Locantore JK, Mc Intosh AR (2002) Aging Gracefully: Compensatory Brain Activity in High Performing Older Adults. NeuroImage, 17:394–1402

65 Recherchegespräch mit Prof. Nehen im Jahr 2008

66 Recherchegespräch mit Dr. Reinhardt im Jahr 2008. Die Ergebnisse der Studie sind bisher nur universitätsintern veröffentlicht, zu finden unter www.uniprotokolle.de/nachrichten/id/154978/

67　Oswald WD, Hagen B, Rupprecht R, Gunzelmann T (2002) Bedingungen der Erhaltung und Förderung von Selbstständigkeit im höheren Lebensalter (SIMA) – Teil XVII: Zusammenfassende Darstellung der langfristigen Trainingseffekte. *Zeitschrift für Gerontopsychologie und -psychiatrie*, 15(1):13–31

68　Jaeggi SM, Buschkuehl M, Jonides J, Perrig WJ (2008) Improving fluid intelligence with training on working memory. *Proceedings of the National Academy of Sciences*, 105(19):6791–2

69　Ybarra, O, Burnstein E, Winkielman P, Keller MC, Manis M, Chan E, Rodriguez J (2008) Mental exercising through simple socializing: Social interaction promotes general cognitive functioning. *Pers Soc Psychol Bull*, 34:248–259

70　Förstl H (Hrsg.) (2007) *Theory of Mind. Neurobiologie und Psychologie sozialen Verhaltens*. Heidelberg: Springer

71　ebenda

72　Forstmeier S, Maercker A (2008) Motivational Reserve: Lifetime Motivational Abilities Contribute to Cognitive and Emotional Health in Old Age. *Psychology and Aging*, 23(4):886–899

73　ebenda

74　Förstl H (2008) Behandlungs- und Versorgungsstrategien bei Alzheimer und verwandten Demenzen. *Nervenarzt*, 79:617–629

75　Schwalen S, Förstl H (2008) Sechs Fragen zur Alzheimer-Demenz: Wissen und Einstellung in einer repräsentativen Bevölkerungsstichprobe. *Neuropsychiatrie*, 22(1):1–3

76　Förstl H (Hrsg.) (2008) *Demenzen in Theorie und Praxis* (2. Aufl.) Heidelberg: Springer

77　Tariot PN, Farlow MR, Grossberg GT, et al (2004) Memantine treatment in patients with moderate to severe Alzheimer disease already receiving donepezil: a randomized controlled trial. *JAMA*, 291:317–324

78　Oswald WD, Engel S (2003) Zur Notwendigkeit der Qualitätsentwicklung bei der Versorgung Demenzkranker und ihrer Angehörigen. *Zeitschr Gerontol Geriatr*, 36:181–182

79　Brodaty H, Green A, Koschera A (2003) Meta-analysis of psychosocial interventions for caregivers of people with dementia. *JAGS*, 51:657–664

80 Mittelmann MS, Haley WE, Clay OJ, et al (2006) Improving caregivers wellbeing delays nursing home placement of patients with Alzheimer disease. *Neurology* 14:1592–1599
81 Förstl H, Bickel H, Frölich L, Gertz HJ, Gutzmann H, Hörr R, Pantel J, Schmidt R, Schönknecht P, Ulm K, Werheid K (2008) MCI-plus: Leichte kognitive Beeinträchtigungen mit rascher Progredienz – I. Prävention und Therapie. *Deutsche Medizinische Wochenschrift*, 134:39–44
82 Diener E, Suh E (1998) Subjective well-being and age: An international analysis. *Annual Review of Gerontology and Geriatrics*, 17:304–324
83 Mayer KU, Baltes PB (Hrsg.) (1999) *Die Berliner Altersstudie*. Berlin: Akademie Verlag
84 Wrosch C, Scheier MF, Carver CS, Schulz R (2003) The importance of goal disengagement in adaptive self regulation: When giving up is beneficial. *Self and Identity*, 2:1–2
85 Staudinger U (2005) Personality and aging. In: Johnson M, Bengtson VL, Coleman PG, Kirkwood T (Eds) *Cambridge handbook of age and ageing*, Cambridge UK: Cambridge University Press, 237–244
86 Staudinger U, Schindler I (2008) Produktivität im Alter. In: Oerter R, Montada L (Hrsg.) *Entwicklungspsychologie* (6. Aufl.), Weinheim: Beltz
87 Staudinger U, Baumert J (2007) Bildung und Lernen jenseits der 50. Plastizität und Realität. In: Gruss P (Hrsg.) *Die Zukunft des Alterns*, München: CH Beck, 240–257
88 Wiese BS, Freund AM (2000) The interplay of work and family in young and middle adulthood. In: Heckhausen J (Ed) *Motivational psychology of human development*: Amsterdam: Elsevier, 233–250
89 Freund MA (2007) Selektion, Optimierung und Kompensation im Kontext persönlicher Ziele. Das SOK-Modell. In: Brandtstädter J, Lindenberger U (Hrsg.) *Entwicklungspsychologie der Lebensspanne*. Stuttgart: Kohlhammer, 367–388
90 ebenda
91 Staudinger UM, Freund AM (1998) Krank und arm im Alter

und trotzdem guten Mutes? *Zeitschrift für klinische Psychologie*, 27:78–85

92 Staudinger UM, Lopez D, Baltes PB (1997) The psychometric location of wisdom-related performance: Intelligence, personality, and more? *Personality and Social Psychology Bulletin*, 23:1200–1214

93 Baltes PB (2006) Weise werden kann jeder – der Bauer, der Professor und die Großmutter (Interview). *Neue Zürcher Zeitung*, 26.11.2006, S. 70

94 Helmut Schmidt außer Dienst. Dokumentarfilm von Sandra Maischberger, ARD 2007

95 Recherchetelefonat mit Prof. Dr. Willibald Ruch, Leiter der Fachgruppe Persönlichkeitspsychologie und Diagnostik an der Universität Zürich

96 Mühlig-Versen A, Staudinger UM (2007) Personality change in later adulthood: The role of learning and activation. Manuscript in preparation

97 Vaillant GE, Mukamal K (2001) Successful Aging. *Am J Psychiatry*, 158:839–847

98 Bertram L, Tanzi R (2005) The genetic epidemiology of neurodegenerative disease. *J Clin Invest*, 115:1449–1457; Finck U (2006) Genetische Faktoren bei Alzheimer Demenz. *Deutsches Ärzteblatt*, 103:826–831

99 Krämer G, Förstl H (2008) *Alzheimer und andere Demenzformen* (5. Aufl.) Stuttgart: Trias Verlag

100 Albert SM, Rabkin JG, Del Bene ML, Tider T, O'Sullivan I, Rowland LP, Mitsumoto H (2005) Wish to die in end-stage ALS. *Neurology*, 65:68–74; Bosshard G, Wettstein A, Bar W (2003) How stable is the attitude of aged people toward life-extending measures? Results of a 3-year follow-up in nursing home residents. *Zeitschr. Gerontol Geritr*, 36:124–129

Glossar

Demenz

Nach der aktuellen Klassifikation psychischer Störungen (ICD-10) ist eine Demenz ein Syndrom (eine Gruppe von Symptomen), das sich aus folgenden Merkmalen ergibt:
- Erworbene Störung des Gedächtnisses und anderer geistiger Leistungen, die so ausgeprägt ist, dass dadurch die Alltagsbewältigung deutlich beeinträchtigt ist.
- Die Störung muss seit mindestens sechs Monaten bestehen.
- Es gibt keine Hinweise für einen Verwirrtheitszustand.
- Es treten Störungen von Affektkontrolle (zum Beispiel Gefühlsausbrüche), Antrieb oder Sozialverhalten mit emotionaler Labilität, Reizbarkeit, Apathie oder Vergröberung des Sozialverhaltens auf.

Die Diagnose Demenz wird getroffen, sobald ein Patient die Kriterien eines leichten Stadiums erfüllt. Allerdings ist die Grenze zwischen »eindeutig dement« und »noch altersnormal« nicht scharf zu ziehen. Der Übergang ist häufig fließend.

Die Alzheimer-Demenz ist die häufigste Form der Demenz und klinisch definiert als Demenzsyndrom ohne Hinweise auf andere relevante Demenzursachen (man spricht von einer Ausschlussdiagnose). Die Gedächtnisprobleme sollen länger als sechs Monate vorhanden sein und ein Verwirrtheitszustand muss ausgeschlossen werden. Zentrale Symptome sind Störungen des Gedächtnisses (Amnesie), Aphasie (Verschlechterung der Sprache), Apraxie (Verschlechterung der motorischen Fähigkeiten), Agnosie (Störung der Wahrnehmung), Störungen der Exekutivfunktionen (komplexe kognitive Prozesse, die Verhaltensplanung und -steuerung gewährleisten), neu aufgetretene starke Beeinträchtigung der Alltagskompetenz, auffällig verändertes Verhalten, positive Familienanamnese, normale oder unspezifische Befunde im EEG und Hinweise auf eine Gehirnatrophie in der Schichtaufnahme des Gehirns (MRT oder CT). Außerdem sind typisch: schleichender Beginn, konstantes Vorliegen, progredienter Verlauf (zunehmende Verschlimmerung). Von einer präsenilen Demenz (selten) spricht man bei einer Entwicklung der Symptome vor dem 65. Lebensjahr. In dieser Altersgruppe sind behandelbare, familiäre und rasch fortschreitende Demenzformen häufiger und eine rasche fachärztliche und spezialisierte Diagnostik und Betreuung besonders wichtig.

Die Vaskuläre Demenz: Bei jüngeren Patienten können gelegentlich allein schwerwiegende Gefäßveränderungen, Blutungen oder Verstopfungen (Infarkte) zu einem deutlichen und folgenschweren Verlust geistiger Leistungen führen. Bei älteren Menschen finden sich meist sowohl Gefäßveränderungen als auch Alzheimer-Veränderungen im Gehirn (gemischte Demenz).

Die Demenz mit Lewy-Körperchen: Hier handelt es sich um eine Kombination von Alzheimer-Demenz (Plaques und Neurofibrillen) und der Erkrankung Morbus Parkinson (Lewy-Körperchen) mit charakteristischen Symptomen und Problemen: Der Verlauf fluktuiert und ist von Verwirrtheitszuständen überlagert. Visuelle Halluzinationen treten auf, eventuell auch Parkinson-Symptome wie etwa Rigor (Muskelstarre) oder Hypokinese (Bewegungsarmut) sowie andere Symptome.

Mild Cognitive Impairment (MCI)

Die Begriffe Leichte kognitive Störung (LKS), Leichte kognitive Beeinträchtigung (LKB) und Mild Cognitive Impairment (MCI) werden synonym verwendet. Für MCI ist typisch, dass das Kurzzeitgedächtnis, die Auffassungsgabe und die Aufmerksamkeit spürbar beeinträchtigt sind. Die Patienten beklagen häufig das Nachlassen ihrer Gedächtnisleistung. In der Abgrenzung zur Demenz beeinträchtigen diese Beschwerden die Alltagskompetenz aber nur. Trotzdem ist MCI häufig ein erstes Anzeichen für eine später folgende Demenz: 50 Prozent der Betroffenen entwickeln im Laufe von fünf Jahren eine Demenz (vor allem bei den Betroffenen, bei denen sich die Gedächtnisleistung rasch verschlechtert).

Neuropathologie der Alzheimer-Demenz

Beta-Amyloid-42: Ein giftiges Eiweiß, das nach derzeitigem wissenschaftlichen Stand eine Schlüsselrolle bei der Zerstörung der Nervenzellen im Verlauf einer Alzheimer-Erkrankung spielt. Das Eiweiß bildet kristallähnliche Ablagerungen zwischen den Nervenzellen, die man in Gewebeschnitten nachweisen kann.

Tau-Protein: Das Tau-Protein ist ein Bestandteil des neuronalen Zytoskeletts, also des »Skeletts der Zelle«. In der Zelle übernimmt das Protein Transportaufgaben. Im Verlauf einer Alzheimer-Erkrankung wird das Tau-Protein hyperphosphoryliert und entwickelt die klebrig fädigen Strukturen, die als Neurofibrillen bezeichnet und ebenfalls feingeweblich nachgewiesen werden können. Durch die Veränderungen und das Verkleben der Tau-Proteine kommt der Transportmechanismus der Zelle zum Erliegen.

Risikofaktoren für Demenz – eine Übersicht

- Bluthochdruck
- Depression
- Hypercholesterinämie
- Diabetes mellitus
- Rauchen
- Alkoholmissbrauch
- Übergewicht
- Bewegungsmangel

Seltenere, aber wichtige Risikofaktoren zum Beispiel:

- Vorhofflimmern
- Infektionskrankheiten
- Unfälle mit Kopfverletzungen

Gedächtnis

Das menschliche Neugedächtnis umfasst nur etwa sieben Sekunden und sieben Items (Elemente). Manche bezeichnen das Neugedächtnis auch als Kurzzeitgedächtnis. Bestimmte Aspekte des Neugedächtnisses werden als Bewusstsein, Aufmerksamkeit, Arbeitsgedächtnis etc. bezeichnet. Ein intaktes Neugedächtnis ist die Voraussetzung dafür, dass relevante Informationen aus der Umwelt geordnet in unserem Langzeitgedächtnis gespeichert werden. Dabei bedeutet der Übergang ins Langzeitgedächtnis, dass sich neuronale Verbindungen aufbauen. Das Neugedächtnis entspricht insofern einem momentanen Funktionszustand des Gehirns, während das Langzeitgedächtnis der Architektur des Gehirns entspricht. Genau der Prozess, der abläuft, wenn eine Information vom elektrochemischen Funktionszustand Neugedächtnis in das Langzeitgedächtnis und damit die

Anatomie des Gehirns übergeht, ist bei Menschen mit Alzheimer-Demenz typischerweise gestört. Ihre Lern- und Merkfähigkeit ist deshalb vermindert. Es können keine neuen Inhalte im Langzeitgedächtnis angelegt werden, während der Zugriff auf bereits früher abgespeicherte Erinnerungen lange erhalten bleibt.

Gedächtnissprechstunde/Gedächtnisambulanz

Typische Aufgabe der Gedächtnissprechstunde ist die Früherkennung einer Demenzerkrankung. In diesen Einrichtungen arbeitet meist ein interdisziplinäres Team aus Psychiatern, Psychologen und Sozialpädagogen. Neben der Anamnese (Krankengeschichte) wird eine körperliche Untersuchung vorgenommen und eine psychologische Testung durchgeführt. Man kontaktiert die Gedächtnissprechstunde in der Regel auf Anraten des Hausarztes oder eines niedergelassenen Nervenarztes und bekommt einen Termin für die Untersuchung.

Empfehlenswerte Literatur

Demenz und Alzheimer

Braam, Stella (2007) *Ich habe Alzheimer. Wie die Krankheit sich anfühlt*. Weinheim und Basel, Beltz (Die Geschichte eines Mannes, der an Alzheimer erkrankt – Gespräche mit dem Vater, Erlebnisse und auch die Wahrnehmung des Betroffenen selbst wurden von der Tochter aufgezeichnet und in einem erzählenden Sachbuch dargestellt.)

Feil, Naomi (2000) *Validation in Anwendung und Beispielen*. München, Ernst Reinhardt (Naomi Feil begründete die »Validation«, eine einfühlsame Umgangsform mit dementen Patienten, die das Wohlbefinden der Betroffenen oft in erstaunlicher Weise verbessert und auch in der Pflege gut angewendet werden kann.)

Flemming, Daniel (2006) *Demenz und Alzheimer. Mutbuch für pflegende Angehörige und professionell Pflegende altersverwirrter Menschen*. Weinheim und Basel, Beltz (Ein Buch, das Menschen, die mit dementen Patienten zu tun haben, zeigt, wie ein guter Umgang gelingen kann.)

Förstl, Hans (Hrsg.) (2009) *Demenzen in Theorie und Praxis*. Heidelberg, Springer (Fachbuch über den aktuellen Wissensstand der Diagnose und Therapie von Demenzen.)

Krämer, Günter; Förstl, Hans (2008) *Alzheimer und andere Demenzformen. Antworten auf die häufigsten Fragen*. Stuttgart, Trias Verlag (Über 100 Fragen und Antworten – präzise und leicht verständlich dargestellt.)

Maier, Rosemarie (2009) *Ich will dich doch erreichen. Begegnungen mit demenzkranken Menschen ermöglichen*. München, Kösel (Zeigt, wie ein wertschätzender Umgang,

Körperkontakt und spirituelle Angebote neuen Halt und Trost geben können – nicht nur den Kranken, sondern auch allen, die sie begleiten.)

Niklewski, Günter; Nordmann, Heike; Riecke-Niklewski, Rose; (2006) *Demenz. Hilfe für Angehörige und Betroffene.* Berlin, Stiftung Warentest (Umfassender Ratgeber zum Thema. Leicht verständlich, viele Adressen und Tipps.)

Zander-Schneider, Gabriela (2006) *Sind Sie meine Tochter? Leben mit einer alzheimerkranken Mutter.* Hamburg, Rowohlt (Eine Tochter pflegt ihre an Alzheimer erkrankte Mutter.)

Gesundheit, Gedächtnis und Gehirnentwicklung

Aamodt, Sandra; Wang, Samuel (2008) *Welcome to your Brain. Ein respektloser Führer durch die Welt unseres Gehirns.* München, CH Beck

Bittrich, Dietmar (2008) *Altersglück. Vom Segen der Vergesslichkeit.* Hamburg, Hoffmann und Campe

Bundesverband Gedächtnistraining e.V. (o.J.) *Gut vernetzt? Band 1: Das Powerprogramm für Ihr Gedächtnis. Mappe mit Übungen für Kurzzeitgedächtnis und Konzentrationsfähigkeit. Für berufstätige Menschen.* Verlag Susanne Gassen, Laubach, ISBN 978-3-934684-42-3 (Für 18 Euro zu beziehen über www.bv-gedaechtnistraining.de)

Bundesverband Gedächtnistraining e.V. (o.J.) *einblick. Informations- und Übungsmappe vom Bundesverband Gedächtnistraining zum Kennenlernen des Ganzheitlichen Gedächtnistrainings. Mappe mit Einführung und 20 Übungen, u.a. Konzentration, Wortfindung und Denkflexibilität.* 52 Seiten (5 Euro, zu beziehen über www.bv-gedaechtnistraining.de)

Hansen, Werner (Hrsg.) (2007) *Medizin des Alterns und des alten Menschen.* Stuttgart, Schattauer

Herschkowitz, Norbert; Chapman Herschkowitz, Elinore (2006) *Lebensklug und kreativ. Was unser Gehirn leistet, wenn wir älter werden.* Freiburg, Herder

Kennedy, Jane (2009) *Das Okinawa-Prinzip. Gesund bleiben, länger leben.* München, Kösel

Kuhnardt von, Gert; Kunhardt von, Marlén (2007) *Keine Zeit und trotzdem fit. Minutentraining für Vielbeschäftigte.* Frankfurt, Campus Verlag

Kruse, Andreas (2007) *Alter. Was stimmt? Die wichtigsten Antworten.* Freiburg, Herder Spektrum

Stress, Depression, psychische Balance

Althaus, David; Hegerl, Ulrich; Reiners, Holger (2006) *Depressiv? Zwei Fachleute und ein Betroffener beantworten die 111 wichtigsten Fragen.* München, Kösel

Blech, Jörg (2007) *Bewegung. Die Kraft, die Krankheiten besiegt und das Leben verlängert.* Frankfurt/Main, Fischer

Niklewski, Günter; Riecke-Niklewski, Rose (2008) *Depressionen überwinden: Niemals aufgeben!* Berlin, Stiftung Warentest

Pizzecco, Toni (2007) *Optimismus-Training.* München, Gräfe und Unzer

Reiners, Holger (2007) *Die gezähmte Depression: Erfülltes Leben nach der Krankheit.* München, Kösel

Schneider, Maren (2009) *Der Weg der Achtsamkeit. Bewusstheit und Meditation im täglichen Leben.* München, Knaur

Servan-Schreiber, David (2006) *Die Neue Medizin der Emotionen: Stress, Angst, Depression: Gesund werden ohne Medikamente.* München, Goldmann

Unger, Hans-Peter; Kleinschmidt, Carola (2006) *Bevor der Job krank macht. Wie uns die heutige Arbeitswelt in die psychische Erschöpfung treibt und was man dagegen tun kann.* München, Kösel

Hilfreiche Adressen und Internetlinks

Deutsche Alzheimer-Gesellschaft
Größte Selbsthilfeorganisation in Deutschland für Betroffene und Angehörige. In allen großen Städten gibt es Büros der Alzheimer-Gesellschaft. Zentrale:

> Deutsche Alzheimer-Gesellschaft e.V.
> Selbsthilfe Demenz
> Friedrichstr. 236
> 10969 Berlin
> Tel.: 030/25 93 79 5-0
> Fax: 030/25 93 79 5-29

www.deutsche-alzheimer.de: Hier findet man Broschüren und Informationen zur Alzheimer-Erkrankung, Hilfe für Angehörige und Erkrankte und auch die aktuellen Debatten und Beschlüsse zum Thema auf gesundheitspolitischer Ebene. Ebenso gibt es hier eine Online-Beratung und ein Internet-Forum zum Austausch mit anderen Betroffenen. Sie finden auch eine ganze Liste weiterer hilfreicher Links. Alzheimer-Telefon: 01803/171017 (9 Cent/Minute), Sprechzeiten: Mo bis Do 9–18 Uhr, Fr 9–15 Uhr

Hirnliga e.V. (Deutschlands Alzheimer-Forscher)

> Geschäftsstelle
> Postfach 1366
> 51657 Wiehl
> Tel: 0700/445442 (Normaltarif aus dem Festnetz)

www.hirnliga.de: Hier findet man unter dem Begriff »Früherkennung« die Adressen der Gedächtnissprechstunden und Memorykliniken in Deutschland.

Über die Autoren

Hans Förstl

Prof. Dr. Hans Förstl, Neurologe und Psychiater, wurde 1954 in München geboren und studierte dort Medizin. Facharztausbildung in Neurologie und Psychiatrie in München, Mannheim und London. 1992 Habilitation in Psychiatrie, dann eine Stiftungsprofessur am Zentralinstitut für Seelische Gesundheit in Mannheim. Zwei Jahre war er Lehrstuhlinhaber für Psychiatrie in Perth, West-Australien. Seit 1997 ist er Direktor der Klinik für Psychiatrie und Psychotherapie an der Technischen Universität München. Seither reichhaltige Publikations- und Vortragstätigkeit zum Gesamtgebiet der Psychiatrie und Psychotherapie.

Als Experte für Demenz-Erkrankungen ist er Autor und Herausgeber von über 20 Büchern, z.B. *Demenzen in Theorie und Praxis* (Springer 2008), *Theory of Mind* (Springer 2007), *Neurobiologie psychischer Störungen* (Springer 2005). Das Spektrum seiner Veröffentlichungen reicht vom Frontalhirn bis zur Kunsttherapie.

Carola Kleinschmidt

Carola Kleinschmidt, geboren 1968, ist Diplombiologin und Journalistin. Zusammen mit Dr. Hans-Peter Unger ist sie Autorin von *Bevor der Job krank macht: Wie uns die heutige Arbeitswelt in die seelische Erschöpfung treibt und was man dagegen tun kann* (Kösel 2006), das bereits in der fünften Auflage vorliegt. Sie lebt mit Lebensgefährten und Sohn in Hamburg.

Als Journalistin schreibt Carola Kleinschmidt für viele namhafte Fach- und Publikumsmagazine. Ihre Schwerpunktthemen sind Gesundheit, Arbeitswelt, Wissenschaft und modernes Leben. Zu ihren Themen leitet sie auch Workshops und Seminare und tritt als Referentin auf Tagungen, in Unternehmen, Organisationen und bei öffentlichen Veranstaltungen auf. Sie gibt Kurse für Kreatives und Journalistisches Schreiben. www.carolakleinschmidt.de

Register

Ziffern in **Fettsatz** verweisen auf einen Haupteintrag.

Acetylcholinesterasehemmer (s. auch Antidementiva) **129-131**
ACTIVE (Studie) **104-108** 113
Aerobic 74
Aktivität, allgemein 173
- geistige 102f 108f 121f
- soziale 80f
Ali, Mohammed 67
Alkohol **79**
Alltagskompetenz (s. auch Demenz-Symptome: Alltagsfähigkeit) 24 85 106f 192f
Altenpflege 174
Altern, gutes 53 **143-145f** 166
- erfolgreiches Altern 72f
- gelungenes Altern 124f
- zufriedenes Altern 11 143f
Altersdemenz (s. auch Alzheimer-Erkrankung, Alzheimer-Demenz) 71 78 83
Alterserscheinungen, normale **41-42f**
Altgedächtnis 25
Alzheimer, Alois (Namensgeber) 32 179
Alzheimer-Demenz (s. auch Alzheimer-Erkrankung) 8f **16** 18 20 **22-25f** 27 **32-35** 54 58f 79f **88-92 95-97** 102f 104 **127-136** 172 179-181 193 195
Alzheimer-Erkrankung (s. auch Alzheimer-Demenz, Alzheimer-Krankheit, Demenz) 14 **21-26** 35 37 78 80 90 94 100 136 168 **179-182** 194 198
Alzheimer-Gesellschaft 134 **198**
Alzheimer-Krankheit (s. auch Alzheimer-Erkrankung, Demenz)
- frühes Demenz-Stadium 23f 37
- mittleres Demenz-Stadium 24f 85
- spätes Demenz-Stadium 25f

- Vorphase (der Demenz) 31
Alzheimer-Pathologie (s. auch Alzheimer-Veränderungen, Neuropathologie) **34f** 95 98 130
- Alzheimer-Fibrillen **32f**
- Alzheimer-Plaques (s. auch Plaques, Beta-Amyloid-42) 34f 94f
- Alzheimer-Veränderungen (im Gehirn) (s. auch Alzheimer-Pathologie, Fibrillen, Neurofibrillen, Neuropathologie, Plaques) **31-35** 36f 57-59 88 98 102 129
- APP (Amyloid-Vorläufer-Eiweiß) 21 38
- Beta-Amyloid-42 (siehe auch APP, Plaques) **21f** 38 89 91 92 94 137 181 131 193
- Beta-Amyloid-Plaques (s. auch Beta-Amyloid, Plaques) **37f** 81
- Fibrillen (siehe auch Neurofibrillen, Tau) **32f** 37 58 81 180 181
- Neurofibrillen (s. auch Fibrillen) **22f** 34 37f 193 194
- Neuropathologie (s. auch Alzheimer-Veränderungen) **194**
- Plaques (s. auch Beta-Amyloid-Plaques, Alzheimer-Plaques, Beta-Amyloid-42-Plaques, Beta-Amyloid-24) **22f** 26 32-34 37 81 29 95 180 181
- Tau (Transport-Protein) (s. auch Fibrillen, Neurofibrillen, Tau-Protein) **22f** 138
- Tau-Protein **194**
Alzheimer-Risiko (s. auch Demenz-Risiko-Formel, Risiko, Risikofaktoren) 54 61 78f 104 168f
American National Institute of Ageing **48**
Angehörige 42 70 87 91 **134-136** 198
Antidementiva (s. auch Acetylcholin-

esterasehemmer, Medikamente, Memantin) **129-131**
Arbeitsgedächtnis **41f** 105 119 **195**
Aristoteles 15 179
Aufklärung **127f** 134 137 164
Ausbildung 96 100f 124 168
Ausdauersport 74f **115f**

Behandlung (Demenz heute) **127-137**
Behandlung (Demenz zukünftig) **137-139**
Berliner Altersstudie **142**
Bewegung 10 63 **72-77** 80 **115f** 133
Bildung als Schutzfaktor (s. auch Ausbildung) **95-103**
Biologische Marker 33
Blutdruck (optimaler Wert) **55f**
Body Mass Index (BMI) **60**
Braak-Stadien **36-38** 81 185
Braintwister **117f**
Brainwalking **116f**

Cicero 15 179

Dauerstress **68** 172
Demenz
– Angst vor 8
– Definition (der Diagnose) 14 **192**
– Demenz-Erkrankungen (Übersicht) **192-193f**
– Diagnose Demenz 20 24f 27 31 69 **85-92** 127 **131 134f** 137
– Differenzialdiagnose 88f
– Epidemie 15
– Epidemiologie 18
– Frühdiagnose **87-92** 90 182
– Früherkennung (s. auch Frühdiagnose) **87-92** 195
– Kernkriterien (Diagnose Alzheimer) **90**
– Zahlen (Betroffene) **14-16**
Demenzprävention (s. auch Prävention) 61f
Demenzrisiko 58 59 60 69 79 104
Demenz-Risiko-Formel (s. auch Alzheimer-Risiko, Risikofaktoren Demenz) **70f**
Demenz-Symptome
– Aggression/Aggressivität 131 132 134
– Alltagsfähigkeit, eingeschränkte (s. auch Alltagskompetenz) 30 106 137
– Apathie 131 192
– Aufmerksamkeit, Schwierigkeiten mit 30 **193**
– Gedächtnisleistung, verminderte 29 **46** 88 97 180 193f
– Gedächtnisprobleme 8 20 28 **30-32** 42 192
– Gedächtnisschwäche 43
– Gedächtnisschwierigkeiten 29f 73 86
– Gedächtnisstörung **14f** 4 128 182 3 88
– Eigeninitiative, Verlust von **48**
– Erinnerungsvermögen, eingeschränktes 14 **46-49** 57 87 91 97
– Konzentrationsprobleme 29
– Merkfähigkeit, eingeschränkte **23f** 195
– Motivation 48
– Orientierungsprobleme **46**
– Orientierungsstörung, räumliche 24 25 **43**
– Persönlichkeit, veränderte **44 47f**
– Selbstständigkeit, Verlust von 27
– Sprache, Schwierigkeiten mit **24f** 30 **46** 192
– Urteilsfähigkeit 46
– Vergesslichkeit 27 **46**
– Verhalten, verändertes **43** 47
– Verlegen von Gegenständen 47
– Verwirrtheit 46
– Wortfindungsstörungen 24
– Zerstreutheit 46
DemTect **88**
Deter, Auguste 13 **32** 179f

Ehrenamt 155 **162-163f** 174 175
Entspannung 30

Episodisches Gedächtnis 90f
Erkrankungen (Begleit-) 31
Ernährung 73 **77-79**

Folsäure (Vitamin B9) 77
Flexibilität (s. auch Plastizität) **82** 99
fMRT (funktionelle Magnet-Resonanz-Tomografie) **109f**
Fußballspielen 67

Gedächtnis 19f 28f 41 112 129 **195**
Gedächtnisambulanz (s. auch Gedächtnissprechstunde) **195**
Gedächtnisleistung (prüfen und steigern) **110-112f** 117
Gedächtnissprechstunde (s. auch Gedächtnisambulanz, Memoryklinik) **27f** 43 88 **195**
Gedächtnistraining (s. auch Hirntraining) 29 **117f** 132f
Gedächtnisübungen 29f 105f
Gehirn
– Frontallappen (s. auch Stirnhirn) 23 44 115f
– Perietallappen 23
– Scheitellappen 23 91 97
– Schläfenlappen 19 91 97
– Stirnhirn (s. auch Frontallappen) 109
– Volumen des **99**
Gehirnautopsie 36 81 **97f**
Gehirngesundheit 55 **71f** 80 138
Gehirnjogging 117 132f
Gehirn-Reserve (s. auch Reservekapazität, Kognitive Reserve) **81-83 99-110** 113 122
Gehirnschwund (Gehirnatrophie) 78
Gemischte Demenz (s. auch Vaskuläre Demenz) **35** 88 **193**
Gene 16 39 45
Genetische Untersuchung **45** 91
Genetische Ursachen 16 32f **180**
Genetische Veränderungen (Alzheimer-Mäuse) 94f
Gesellschaft, Verantwortung der 11

Hausarzt **63f 87-89** 91 134
Heilbarkeit (Alzheimer) 27
Herzinfarkt 55-57
Hippocampus
– allgemein **19-23** 81
– Neubildung (Nervenzellen) **109** 116
– Schrumpfen 19f 31 88
Hirninfarkt 33 34 **35f** 38
Hirntraining (s. auch Gedächtnistraining) 29 119f
Hirntumor 88

Immunisierung (s. auch Impfung)
– aktiv **137f**
– passiv **138**
Impfung (s. auch Immunisierung) 27
Intelligenz **152-162**
– fluide 118 **152f** 157
– pragmatische **153-162**
Invade (Studie) **62-64**

Juvenal 55 179

Kognitive Defizite (s. auch MCI, LKB) 29f 97f
Kognitive Fähigkeiten 103 106f 119 **122-125** 136
Kognitive Leistung 25 33 87 121
Kognitive Reserve (s. auch Gehirn-Reserve) **100-105f 109** 121f 139
Kognitives Training 29
Kraepelin, Emil **32**
Kreative Fähigkeiten 114 145 154 159 160
Kreuzworträtsel 118 173
Kurzzeitgedächtnis (siehe Neugedächtnis) 41 195

Lebensqualität 73 85 135
Lebenswille **181**
Lebenszufriedenheit 124f **160**
Leichte kognitive Beeinträchtigung (LKB) (s. auch MCI) 9 28
Lernapparat, Schrumpfung des 90
Lernfähigkeit 20 89 108 112 195

Lernvorgang **19**
Lycopin **78f**

MCI (Mild Cognitive Impairment) (s. auch Leichte kognitive Beeinträchtigung) 9 **28-31** 91f 138
MCI plus **31**
Medikamente (gegen Alzheimer) (s. auch Antidementiva) 27 30 85 **128-132 181**
– Donepezil 129
– Galantamin 129
– Rivastigmin 129
Medikamente, Wechselwirkungen von 30
Memantin 129 **130f**
Memoryklinik (s. auch Gedächtnissprechstunde) 28 43
Merkfähigkeit schulen 108 112 118f 120
Mikroangiopathie (s. auch Arterienverkalkung) **34f** 59
Mini Mental State-Test (MMS) **42f** 87
Mini-Schlaganfall (siehe auch TIA, Mikroangiopathie) 46f **57f** 60 61
Modellprojekt 175
Motivation **121-125** 157 171
Motivationale Reserve **122f**
Motorisches Training 30
MRC CFAS (Studie) **33f** 97f
MRT (Magnet-Resonanz-Tomografie) 20 **88** 91 137 193
Musik 26 120 133

Nervenwasserpunktion (Liquorpunktion) 89
Nervenzellen, Absterben von **21f** 33 94 98
Neuerkrankungen **16**
Neugedächtnis 24 81 100 153 **195**
Neuroleptika 132
Nonnenstudie **52-54** 78 97 (s. auch Schulschwestern von Notre Dame)

Okinawa **73f**
Omega-3-Fettsäuren 77
Oxidativer Stress 21

Parallelverschiebung (der Symptome) **130**
Persönlichkeit (Patienten mit Alzheimer) 26
PET 91
Pflege
– häusliche 25
– Heim 15 25
– Hilfe im Alltag 25
– Kosten 18
Plastizität 57 **82** 108f 110 116
Pointon, Barbara **86**
Pragmatische Intelligenz **152-162**
Prävention (s. auch Demenzprävention) 27 36 **39f** **63f** 104 139 **170-177** 182
Präventionsmöglichkeiten, gesellschaftliche 62-64 **173-177**
Präventionsmöglichkeiten, individuelle 62-64 **171-172**
Psychoedukation **135**
Psychosoziale Unterstützung **132-137**
Psychotherapie 44 68f **127**
Ptahhotep 15

Rente 7f **174-176f**
Resveratrol **79**
Risikofaktoren für Alzheimer-Demenz (s. auch Alzheimer-Risiko)
– allgemeine 31 36 39 **55-71** 170
– Alter **16f** 38 39
– Altersdiabetes (s. auch Diabetes mellitus) 59 63 74
– Arterienverkalkung (s. auch Mikroangiopathie) 33 35 **56-57**
– Blutfettwerte (s. auch Cholesterin) 33 **39** 60
– Bluthochdruck 39 45 **56** 58
– Boxer/Boxen (s. auch Dementia pugilistica) 38 66f 67
– Cholesterin, erhöht (s. auch

Hypercholesterinämie) 31 33 36
  60-63 71 77 172 174
- Dementia pugilistica 67
- Depression 8 28 **44 68-70** 85
  131-134 172
- Depressive Verstimmung 24 34 43
  69f 124
- Diabetes mellitus (s. auch
  Diabetes Typ 2) 45 **59** 62f 74 136
  172 194
- Diabetes Typ 2 5
- Erbanlagen 38 180
- Gene 16 **39** 45 **180**
- Herz-Kreislauferkrankung **55f 61**
  78 131f
- Homocystein, erhöht **60f** 78
- Hypercholesterinämie 62 194
- MCI **28-31** 91 138 **193** 194
- Rauchen **61f** 63 168 194
- Schädel-Hirn-Trauma (Kopfverletzung) **66**
- Schlaganfall 35 **55-58**
- Trisomie 21 **38**
- Übergewicht **60** 194
- Übersicht **194**
Risiko (s. auch Alzheimer-Risiko) 35
  58-62 66f 68f 70f 96 99 101
  102-104
Rotterdam-Studie 79
Rotwein (s. auch Alkohol) 79
Rubinstein, Arthur 145-147

Schlaganfall (s. auch Hirninfarkt,
  Mikroangiopathie, Risikofaktoren) 35 **55-58**
Schlaganfall-Notfallplan **64-65**
Schmidt, Helmut 158f
Schulbildung (s. auch Bildung) 71
  95-98 102
Schulschwestern von Notre Dame 36
  52f
Sekundäre Demenzformen 85
Sekundärprophylaxe **137**

Senile Demenz (s. auch Alzheimer-
  Erkrankung, Alzheimer-Demenz)
  32
Seniorengenossenschaft 175
SOK-Modell **145-149**
Sozialleben 120 174
Spazieren gehen (s. auch Bewegung)
  72
SPECT 91
Sterbehilfe **180f**
Stress (s. auch Dauerstress) 43 131
Stressmanagement 30
Stress-Symptome 28
Sudoku 117
Synapsen **19** 22 26 99 102 **108**

Test (geistige Leistungskraft) 24 28
  30 42 **87f** 106 109 **111** 123
Terenz 15
Theory of Mind (ToM) 120f
TIA (Transitorische Ischämische
  Attacke) (s. auch Mikroangiopathie, Mini-Schlaganfall) **64f**

Uhrentest 88

Validationstherapie nach Feil **135f**
Vaskuläre Demenz (s. auch Gemischte Demenz) **34-38** 59 76
Vergesslichkeit, normale 42
Vernetzung von Nervenzellen
  (s. auch Plastizität) 11 95 99f
  102-104 109f 113f
Vitamine 77 **78** 85
Vorsorge (s. auch Prävention) 63f

Walkingprogramm 73
Warnzeichen für eine Demenz **46-48**
Weisheit (s. auch Pragmatische
  Intelligenz) **151-152** 155 157
  159-**161**
Weisheitstherapie **161**
Wirkstoffe (neue) 27 **138** 181

Psychologie & Lebenshilfe

Gesund bleiben

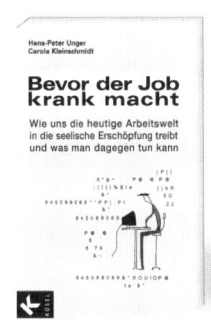

Hans-Peter Unger,
Carola Kleinschmidt
BEVOR DER JOB KRANK MACHT
Wie uns die heutige Arbeitswelt in die seelische Erschöpfung treibt – und was man dagegen tun kann
208 Seiten. Klappenbroschur
ISBN 978-3-466-30733-3

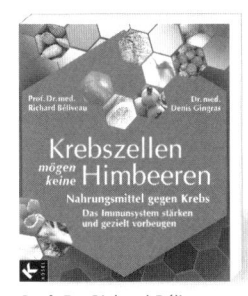

Prof. Dr. Richard Béliveau,
Dr. Denis Gingras
KREBSZELLEN MÖGEN KEINE HIMBEEREN
Nahrungsmittel gegen Krebs
216 Seiten. Mit zahlr. Fotos, Klappenbroschur
ISBN 978-3-466-34502-1

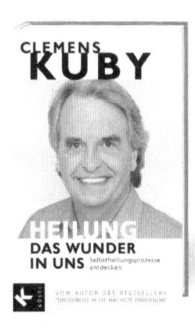

Clemens Kuby
HEILUNG – DAS WUNDER IN UNS
Selbstheilungsprozesse entdecken
240 Seiten. Gb. m. Schutzumschlag
ISBN 978-3-466-34485-7

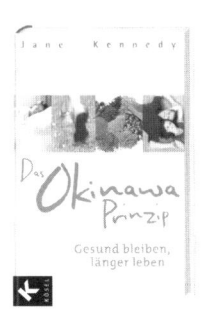

Jane Kennedy
DAS OKINAWA-PRINZIP
Gesund bleiben, länger leben
144 Seiten. Gebunden
ISBN 978-3-466-34542-7

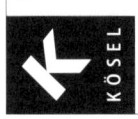

KÖSEL
SACHBÜCHER UND RATGEBER
kompetent & lebendig.

www.koesel.de
Kösel-Verlag München, info@koesel.de

Psychologie & Lebenshilfe

Älter werden

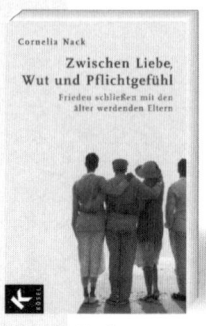

Cornelia Nack
ZWISCHEN LIEBE, WUT
UND PFLICHTGEFÜHL
Frieden schließen mit den
älter werdenden Eltern
208 Seiten. Broschur
ISBN 978 3 466 30653 4

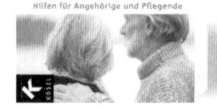

Rosmarie Maier
ICH WILL DICH DOCH
ERREICHEN
Begegnungen mit demenzkranken
Menschen ermöglichen
Hilfen für Angehörige und
Pflegende. 192 Seiten. Broschur
ISBN 978-3-466-36861-7

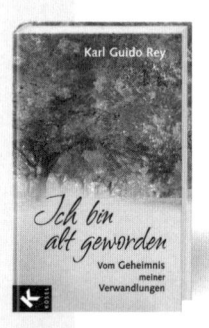

Karl Guido Rey
ICH BIN ALT GEWORDEN
Vom Geheimnis meiner
Verwandlungen
176 Seiten. Gebunden
ISBN 978-3-466-36855-6

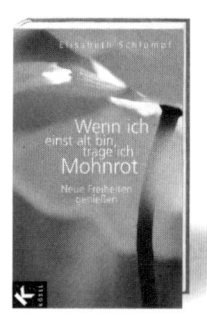

Elisabeth Schlumpf
WENN ICH EINST ALT BIN,
TRAGE ICH MOHNROT
Neue Freiheiten genießen
180 Seiten. Gebunden
ISBN 978-3-466-30636-7

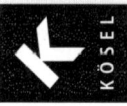

SACHBÜCHER UND RATGEBER
kompetent & lebendig.

www.koesel.de
Kösel-Verlag München, info@koesel.de